精神疾患の面接法

熊倉伸宏

新興医学出版社

この本を読まれる方に

　これは、「心の病」のある人との臨床面接法の本である。この本が目指すところは、**出会いの診断学**である。
　読者は、研修医の他に、臨床心理士、看護師、保健師、社会福祉士、つまり医療、学校、企業、地域で「心の臨床」を行う者、及び、その学生を想定した。一定の素養がある者ならば一般人でも読める、治療者が身近に感じられる、そして、治療への偏見が減るようにと思って書いた。ただし、医師以外の方をも対象とするからといって、決して、専門家にとって、甘い本ではない。

　人間忘却が「心の病」の臨床にまで浸透しつつある。精神疾患の診断学すら操作的なラベル貼りに陥っている。この状況に対して、本書は、もう一度、患者との出会いという臨床の原点に戻って、そこに**理論**と**技法**を提示した。ただし、この領域は、未だに十分に言語化されていない膨大な経験的智慧の宝庫である。それは玉石混淆の世界であり、体系化の過程にある。つまり、読者は、この本を通して、臨床の「知」とは、どのようなものであるかを考えて欲しい。そして、この本を指導に役立てて下さる先生方は、この本をマニュアル的に使用して頂くのも有り難いが、自ら考える態度を教えるのに役立つならば光栄である。

　新しい試みなので、本書をより良いものにするために、忌憚のないご批判を心から期待する。
　　2003年1月

　　　　　　　　　　　　　　　　　　　　　　　　熊倉伸宏

目　次

この本を読まれる方に

はじめに ……………………………………………………………1
1. この本の目的 ……………………………………………………1
2.「心の病」との出会い ………………………………………3
1) 5年目の自信喪失 ……………………………………………3
2) カオスとの出会い …………………………………………5
3. この本の読み方 …………………………………………………7

第一部　理論編

I. 精神疾患の面接法 ……………………………………………11
1.「心の病」と面接 ……………………………………………11
1) 生活史的理解:「生のストーリーを読むこと」…………11
2) 症候学的理解:「症候学的ストーリーを読むこと」………15
2. 如何に, 症候学的ストーリーを読み取るか ………………18
II. 精神疾患の臨床理論 …………………………………………21
1. 症候学的ストーリー ……………………………………………21
2. 精神疾患の面接法の理論 ……………………………………25
3. 理論的シェーマ ………………………………………………29
1) 全精神症状を疾病非特異的なものと, 疾病特異的なものに分ける ……………………………………………………29

2) 症状の全体像を見わたす ……………………………31
　4. 飛躍の技法 ……………………………………………35
　5. 症候学と関連した生活要因 ……………………………38
　6. 社会的な診断行為 ………………………………………41

第二部　臨床編

I. 神経性疲労状態 ……………………………………………47
　1. 症例：A君　男性　19歳　大学受験生 ………………47
　2. 「神経が疲れている」という訴え ………………………48
　3. 神経性疲労の症候学 ……………………………………51
　　1) 症状 ……………………………………………………52
　　2) 原因 ……………………………………………………52
　　3) 対応 ……………………………………………………53
　4. 特異的疾患への発展 ……………………………………56

II. 気分（感情）障害性の疾患群 ……………………………58
　1. 症例：D氏　男性　35歳　会社員 ……………………58
　2. うつ病の病理 ……………………………………………60
　3. 基底気分の障害 …………………………………………63
　　1) 抑うつ気分 ……………………………………………64
　　2) 意欲減退（無気力）……………………………………65
　　3) 思考制止 ………………………………………………66
　　4) 行動制止 ………………………………………………67
　4. 重症うつ病の症候学 ……………………………………68
　5. 精神療法的面接法 ………………………………………70

6. 臨床のサブタイプ ……………………………………………74
　　　1) 中核群 ……………………………………………………74
　　　2) 辺縁群 ……………………………………………………75
　　7. トピックス …………………………………………………77
　　　1) 悲哀反応 …………………………………………………77
　　　2) うつ病患者の性格特性 …………………………………77

III. 神経症性の疾患群 …………………………………………79
　1. 症例　N子　女性　40歳　自営業 ……………………………79
　2. 神経症の病理 …………………………………………………80
　3. 心的メカニズム ………………………………………………81
　　1) 心的メカニズムの現象学 …………………………………81
　　2) 心的メカニズムの障害 ……………………………………82
　　3) 神経症性疾患と，躁うつ病・統合失調症との差異 ……83
　4. 精神療法的面接法 ……………………………………………83
　　1) 発症初期 ……………………………………………………84
　　2) 重症神経症 …………………………………………………86
　　3) 薬への心理的反応 …………………………………………89
　　4) 治癒像 ………………………………………………………90
　5. 臨床のサブタイプ ……………………………………………91
　　1) 心気症 ………………………………………………………91
　　2) 強迫神経症 …………………………………………………94
　　3) 不安発作, パニック障害 …………………………………96
　　4) 外傷後ストレス障害 ………………………………………97
　　5) 解離現象 ……………………………………………………97

IV. 統合失調症（精神分裂病）性の疾患群 …………………99

1. 症例 S男 男性 20歳 大学生 ……………………99
2. 統合失調症の病理 ……………………………………100
3. 現実体験の障害 ………………………………………101
   1) 病的な知覚過敏 …………………………………102
   2) 幻聴 ………………………………………………104
   3) 妄想 ………………………………………………107
   4) 自我意識の障害 …………………………………114
4. 慢性化に伴う状態像の変化 …………………………116
   1) 精神病後抑うつ状態 ……………………………116
   2) 慢性化前期:「冷たく硬い」世界 ……………117
   3) 慢性化後期:「鈍く平板な」世界 ……………119
5. 生活能力の障害 ………………………………………120
   1) 障害の定義 ………………………………………120
   2) 精神障害者の定義 ………………………………121
   3) 精神障害者サポートのための社会的資源 ……122
6. 臨床のサブタイプ ……………………………………123
   1) 妄想型 ……………………………………………123
   2) 破瓜型 ……………………………………………123
   3) 緊張病型 …………………………………………124
   4) 単純型 ……………………………………………124
   5) パラノイア ………………………………………124
   トピックス:醜形恐怖, 自己臭症 …………………125

V. その他のモメント:人格と身体因 ………………………126
A. 人格と行動の障害
1. 症例 B子 女性 22歳 学生 ……………………126
2. 人格障害と行動障害 …………………………………127

1) 性格類型 …………………………………………128
　　　2) 性格変化と疾病治療 ……………………………129
　　　3) 行動障害 …………………………………………129
　B. 身体的原因による精神症状
　1. 症例　S子　女性　35歳　主婦 ………………………130
　2. 意識障害と痴呆 ………………………………………131
　3. 意識障害 ………………………………………………132
　　　1) 意識混濁 …………………………………………132
　　　2) 意識変容 …………………………………………133

おわりに ……………………………………………………134

エピソード

臨床診断とは患者の伝記を作ること ……………12
統合失調症の中核群 ……………………………35
了解不能なもの …………………………………36
妄想的確信とは何か？ …………………………109
妄想と詩的理解 …………………………………111
『私』の意味を教えて下さい …………………115
冷たく硬いものとは何か？ ……………………118
「鈍く平板な」とは何か？ ……………………119

理　論

健康概念と疾病概念 ……………………………14
臨床診断と疾病分類 ……………………………23
心の病を理解する方法 …………………………28
因果関係 …………………………………………43
神経衰弱論の歴史 ………………………………50
自然的自己と個別的自己 ………………………55
「らしさ」と全体把握 …………………………61
うつ病による自殺と賠償裁判 …………………74
心因論と転換症状と身体化 ……………………91
「過覚醒」について ……………………………104
統合失調症に特異的な症状 ……………………113

はじめに

1. この本の目的

　これは,「心の病」の臨床面接法の本である。つまり,「心」の臨床に必要な精神医学的知識について述べる。

　臨床面接法は臨床研修を通してのみ学びうる。医学では臨床研修の方法が既に確立し,技法としての臨床診断学を学ぶ。同じように,「心の病」の臨床では,「心の病」の面接法を学ぶ。しかし,そのための本がない。

　精神疾患の臨床は,精神療法,精神病理学から,生物学的医学,社会医学に至る膨大な知識からなる。その,どれか一つの視点,ないしは学派に偏ってはならない。常識的で,分かりやすく,中立的でなくてはならない。しかし,中立的,客観的であろうとすれば,人間が見えなくなる。それ故に教科書を書くことは難しい。

　科学的であり人間的であること。熟練した臨床家ならば,この矛盾を,どのように解決するのだろうか。常識的で実践的な知識であり,体系化して語られることのない臨床の「知」。それを明確な言葉で示すこと,それがこの本の目的である。

　このような意味で,本書は精神疾患の面接法の本である。

この本は臨床の初心者を対象とする。初心者とは，何時も，最も基本的な問いを立てる人達である。初心者用テキストを書くには，専門論文を書くときに当然の前提とすることも，根本から問い直される。もう一つ深い考察が求められる。この本も又，熟練した臨床医にとっては，多くの問題提起を含んだものとなるであろう。

　なお，この本を書く契機は，私が最近，「心の相談」のための「面接法」（新興医学出版社，2002年）を書いたことによる。そこで私は，「出会いの心理学」について書いた。その本が，ここでの理論的・実践的基礎をなす。それを併用していただくと，この本が，より実践的なものとなる。

　その本を読んだ方々から，今度は，「精神疾患の面接法」を書くようにという強い要請があった。自ら墓穴を掘ったようなものである。何故なら，前書を書いたとき，精神疾患の面接法は，誰か他の精神科の先生が書いてくれると高をくくっていたからである。こうして，前書が「出会いの心理学」であるのに対して，これは「出会いの精神病理学」の本となった。

　私にとっては当たり前のことを書いた。誰でも知っていることを書いたはずである。しかし，この本を面白いと言ってくれる人がいるらしい。何故か分からない。しかし，思い返せば，私は精神疾患の各研究領域の第一人者から個人指導のように学んだ。極めて恵まれた環境で治療者になった。その先生方の何人かは既に他界された。先生方から学んだ膨大な知識を若い読者に伝達する義務が，私にはあるのかも知れない。そう考えて，この本を書くことにした。私の未熟さは誰よりも自分が知っている。そこで私は，この本を書くに当たり，臨床経験が豊富で，精神科教育責任者でもある東邦大学精神科の菅原道哉教授に，親友の好でご助言

を頂く等，甘えさせていただいた。御協力に謝意を表する。

2. 「心の病」との出会い

1) 5年目の自信喪失

　精神疾患の臨床に入った当初は，それまで出会ったことのない多彩な症状，現象と出会い，知的関心を刺激される。しかも，治療によって，患者は予想以上に改善し，感謝し去っていく。医師としては，症状の改善だけを目指せば良い。そうすれば患者は自ずと社会に帰っていく。こうして，初め数年は彼らと出会うことが楽しみであった。

　既に，多くの患者と出会い，その一部始終を思い出せなくなった頃，友人が私にいった。
　「タクシーに乗ったら，運転手が自分の息子のことを話してくれた。それまで何年も精神病院の閉鎖病棟にいたが，医師交代によって，あっという間に良くなって，働いているという。その医師に感謝していると言う。その医師が君だったよ」。

　臨床家をしていると，誰でも，このような嬉しいエピソードはある。臨床家は，そのような出来事に支えられて自信を付けていく。その時，私は指導医を超えたと思った。

　しかし，より深刻な事態に気付くのは，その後である。このエピソードの本当の意味に気付くのである。
　初めの数年は，困難例は外来患者の一部である。だから，余り

深刻な問題が生じているとは感じない。しかし，5年も経つと，「たかが一部の患者ではないか」では済まなくなる。どのようにしても改善しない患者が蓄積する。治癒し感謝し去っていった患者ですら，再発し帰ってくる。悪くすると，彼らは自ら命を絶つことすらある。後に，他の情報源から，そのことを知って啞然とすることもある。感謝されるということは，同じように，恨まれることでもあると知る。

　私が今，見ている患者も又，治療者交代すると良くなるのかも知れない。良い情報は本人に届きやすいが，悪い情報は本人には届かない。人間の知覚はそのような錯誤の上に成立している。私は指導医と研修生の関係を反復していたに過ぎない。

　そのことに気付いた時，大きなスランプが臨床家を襲う。私の周りの臨床家は，それを「**5年目の自信喪失**」として，語り継いできた。

　「見えないもの」を見る試みこそが臨床である，と思い知る。

　一時的な症状改善では解決しない何かがある。臨床家として回避することの出来ない何かがある。それを知ったとき，ヘルプレスな患者が臨床の場に蓄積していることが，否みがたい事実として見えてくる。見たくない現実が，避けようとする目の前に突き付けられる。こうして，心の臨床は人間のあらゆる苦痛，絶望を直視する場であった，と思い知る。

　「見たくないもの」，それは人間の現実だった。

臨床の現実。それは人間の現実である。至る所で人間の頭脳の限界,「分からない」所に突き当たる。何処に希望があるのか分からない。その限界状況から目をそらさず,しかも,そこに何らかの希望を見つけ出す。それが臨床家の仕事である,と知る。それは一人の平凡な治療者にとって不可能な仕事だ,と知る。

そこから本当の臨床が始まる。

その時,「何故,私はこの道を選んだのか」と考える。それは臨床家が避けることのできない究極の自己分析である。それは臨床家が初心に帰る作業でもある。そして初心者の心で私は,この本を書いた。

2) カオスとの出会い

人並みの治療者になれば,私は満足だった。しかし,そのことが最も難しいことだと,私は知らなかった。患者は,本来的に人知を超えた存在である。しかも,人は容易に驕るものである。「見えないもの」を見たと思い,了解不能なものを了解したと思い込む。

人間は自然の一部として生まれ,成長し,老い,死に至る。誕生から死へと至る「生」の過程は個々人を超えて反復する。自然は人間にとって,不可解な反復であり,カオスであった。人間は自然,空気と海水の中に生まれ,膨大な内なる自然をもち,自然の一部として,自然の法則に従う存在であった。

「見えないもの」とは自然であった。

自然科学。人知は自らその一部である自然と対峙し，大自然の摂理を知ろうとした。理性を武器にして，自然と対峙する能力，それは人間が人間である証となった。この能力を人間の内なる自然に向けた時に，自然科学としての医学が築き上げられた。そして医学は人間の生死に関わるが故に，時代の最先端の「知」が結集する場となった。

　「見えないもの」とは人間であった。

　精神疾患との出会い。人知は内なる自然と対峙し，遂には，「心の病」と対峙することになった。精神疾患の臨床。それは，人間が自己と対峙する能力の上に築かれた。人間が人間である条件そのものに，人知が挑む。それは最も困難で，最も興味深い知的チャレンジとなった。

　「見えないもの」とは人間の心であった。

　心の臨床には，余りにも多くの知識，理論，主張があり，余りにカオティックな知的状況がある。そして，何時の日か，日常臨床こそが知の最先端にあるという認識すら失う。本来，心の臨床は自然，つまりカオスそのものとの出会いから産まれた。人間が未知なるカオスとして存在する以上，カオスと出会うことこそが，知の最先端にいることの証であった。この道を選ぶ時，人間についての安易な答えが期待できないことを，初心者とはいえ，心の何処かで予感していたはずであった。心の臨床は，人間を分析し分かったと思い込むことではなかったはずである。心の臨床は，人知の限界において，他者と出会う試みであった。人間が蓄積し

た豊かな智慧が，人間の内なる自然と最も先鋭な形で出会う場であった。

人間の内なるカオス，了解不能なものとの出会いを避けないこと。

人の心という本来的に「分からないもの」に，心の病を通して出会う時，如何にしたら治療の論理と技法が成立するか。この問が，この本の底に一貫して流れている。この問いを避けては，私は臨床家でいることが出来なかった。この問いは臨床家への問いであり，読者への問いである。

なお，この本では，煩雑さを避けるために引用文献を最小限に留めた。いずれも，良く知られた文献だということ，及び，読みやすさを優先させたためである。むしろ，これは私のオリジナルな本なので，私の考えに同意するか，異なった意見を持つかを考えながら読んで欲しい。

3．この本の読み方

この本は，大きく，第一部　理論編と，第二部　臨床編からなる。
第一部は，理論的基礎を解説した。理論であるから理屈っぽい。読解力に自信のない方は，途中で挫折するよりは，この部分を読み飛ばして後まわしにして，臨床編から読むと良い。
第二部では，疾病別の関わり方を具体的に述べている。臨床編

だけ読んでも，それなりに理解できるように構成してある。

第一部　理論編

I. 精神疾患の面接法

1.「心の病」と面接

1) 生活史的理解:「生のストーリーを読むこと」

　私が十二指腸潰瘍を疑われて某大学病院を受診したときのことである。幸い潰瘍はなかったが薬を処方されたので,「どんな薬ですか」と聞くと,『お腹の薬です』と答える。研修医は, 私の職業すら知らずに診察をしていたのであった。

　身体疾患では検査所見が診断学的根拠を与えることが多い。患者の顔すらロクに見ないでも自動的に処方を書くことが可能である。そのような現状への危機感から, 面接の重要性が叫ばれているのは, 身体疾患の臨床でも同じである。

　「心の相談」における面接法一般については, 前書に書いたので, ここでは簡単な説明に留める。来談者は生活上の問題を相談に来る。先ずは, 来談者がどのように困っていて, どのようにして生きようとしているか。面接者の主たる業務は, 来談者の**生活史 life history** を理解することから始まる。この作業を**生活史的理解**という。この時, 来談者の「訴え」とは主観的なものであり, それを面接者が専門知識を持って整理し, 解決可能な形にしたのが**来談理由**である。

訴え　→　来談理由　→　専門的知識　→　問題解決

（エピソード：臨床診断とは患者の伝記を作ること）

　この本を書くに当たって，40年近く昔，私の大学時代，精神科の臺弘教授のノートを見直した。その冒頭は，意外にも，菅又淳講師の「臨床診断とは患者の伝記を作ることだ」という言葉で始まっていた。この名言を教わった事実を，私は今まで覚えていなかった。その時は，この言葉に何か違和感があったのであろう。

　初心者として，精神病理学や薬理学の理論にばかり，気が取られ，生活史的理解こそが難しいとは，少しも，分かってはいなかった。「眼の前にいる患者をよく見ること」，現実を見ること，そのような姿勢を身に付けることは，実は，極めて難しいことなのだ。後に，そのことを自分で気付くまで，何年必要だったのかも思い出せない程である。

　私が教える立場になると，同じことを教える。教えるとなると，「何故，こんなことが分からないのか」と思う。でも，初めは誰でも同じだった。学ぶには，幾つもの失敗が必要であり，教えるには深い自己分析が必要になる。再び，そのことを痛感した。

　臨床の現実を見ることこそが，最も難しい。この本の読者には，この小さな忘却のエピソードを憶えていて欲しい。

　「心の相談」は単に医学的なものに留まらない。それを支える専門知識は医学だけではない。心理学，社会福祉論，保健学，法学，その他，多くの専門的知識に対応した面接がある。面接者も臨床心理士，ソーシャル・ワーカーや看護師，保健師，法律家などがいる。それら総てが異なった専門知識をもって，来談者の生活史を異なった側面から読み，相談に乗るのである。その中でも，医師が行う面接を**医療面接**と呼ぶ。

医学的治療も，それを受ける個々人に役に立てるためにある。個々人の症状を生活史の中で適切に読み取って，はじめて，その個人のために役立つ。それには，患者と対等に話し合えなくてはならない。そこに，面接法の学習が不可欠となる。

　生活史を読み，来談者と話し合うという点では，精神疾患の面接法も，心の相談の面接法の一種であり，他の面接法と何ら異ならない。少なくとも，来談者の職業などの基本情報を聴取しないと面接は成立しない。職業とか，家庭環境等の生活情報は，症候学的理解のための単なる背景要因ではない。個々の患者と関わるとは，その人の「生き方」を理解し，如何にして発症し，今後，どう生きていったら良いかと相談に乗るのである。

臨床の基本には，患者の生活史的理解がある。

　そもそも，生活史とは何か。
　「ライフ」とは，日本語では「生活」，「生命」，「人生」と訳され，これらを総称して，「生きること」，つまり「生」と表現する。現在，「ライフ」という言葉は，医学では，積極的健康という視点から，ライフサイクル，ライフスタイルなど多様に用いられる。つまり積極的健康とは，より良いライフの追求であり，Quality of Life（QOL）の向上のことである。

　医学の歴史においては，「生命的なもの」や「生（ビオス）」という言葉が用いられてきた。臨床の目的は，単に疾病除去ではなくて，個々の人間が，「生きる」援助をすることである。「生」という言葉は，特に哲学的意味ではなく，上記のような意味で，心も体も含めて「生きること」を意味する。

　次ぎに，ヒストリーとは，その人の生活全体を経時的なストー

リーとして理解することである。単なる，客観的事実の羅列ではない。つまり，生活史を聴取するとは，「何時」，「何処で」，「如何に」症状が出現したかを，個々の人間の「生き方」に即して読み取ることである。

生活史的理解とは，生活史的ストーリーを読むことであり，要するに，**「生のストーリーを読む」**ことである。生活史の聴取が余りにも等閑にされている医療の現状があるので，敢えて，この言葉に置き換えて説明した。

(理論：健康概念と疾病概念)
ライフについての議論は健康と疾病概念の議論を通して医学においては定着している。

1946年，世界保健機構からWHO憲章が出された。これは健康を，消極的（否定的）健康 negative health と積極的（肯定的）健康 positive health の2面から定義するものとして，現在まで，繰り返し引用されている．消極的健康とは疾病や障害をなくすという意味である．これに対して，積極的健康とは単に疾病をなくすだけではなく，「良い状態を増進する」という意味である．

もともと，"disease" という英語は良い状態 (ease) の欠如 (dis-) を意味する．病気という日本語も，また，「気」が病むことを意味する．つまり否定的なものを無くすことが健康であるとする健康定義は，二重否定で表現され，健康の消極的定義という．これに対して健康という言葉には，病気という否定的なものを無くすだけではなくて，良いものを増やすという積極的意味が含まれていると考えられた．これが "well-being" である．直訳すれば「良い状態」であるが，本来の「福祉」の意味である。重要なことは，そこに「良い状態を増進する」という二重肯定の健康定義がなされたことである．がんの終末期患者が晴れやかな表情をしていることがある。困難な疾病にいてこそ，積極的健康の追求は重要になる。健康を積極的と消極的に区別すること

によって，初めて，このような考え方が可能になった。ここで積極的健康とは，いわゆるヘルスプロモーションであり，健康増進であり，生活支援であり，要するに「生き方」の援助である。

つまり，医学体系は疾病治療 disease control と健康作り health promotion という車の両輪から成っている。医学は疾病を治療するだけではなくて，地域や社会において生活診断，健康診断，地域診断などを行い健康作りを目指すのである。

2）症候学的理解：「症候学的ストーリーを読むこと」

症候学 symptomatology は，症状の観察と記述から診断と治療に至る論理体系である。面接で「観察・記述」された症状が出発点となる。臨床症状は多数あり，しかも，時と共に変化する。つまり，個々の患者に即して，その人に固有な症状を観察し，その移り変わりを，経時的に理解する。理解するとは，単に症状を羅列することではなくて，特定の個人に観察された症状を時間に添って，読み取る作業である。この作業を，ここでは「**症候学的ストーリーを読むこと**」と名付けた。

研修医の指導をしている或る指導医の経験談である。

「『うつ病』がようやく安定期に入った。そこで，研修医に外来治療を任せ，分からないことがあれば，必ず，報告するようにと告げた。数ヶ月後，治療経過の報告を受けた。その間，研修医は診断名として，身体表現性疾患を加え，その後，人格障害を加えていた。研修医に理由を聞くと，操作的診断（DSM−IV）に従えば，そうなったと答えた。指導医は驚き，二人で検討してみると，うつ病の治療が上手く行かずに身体症状が神経症化し，それをめぐって患者が不満を言っていたのである」

このエピソードは，色々に，議論できて面白い。精神科においても医療面接の必要性が叫ばれるのは，このような臨床的問題があるからであろう。

何が問題なのだろうか。

そもそも臨床医が，自分の見たものに従って，正直に診断名を付けることは誤りではない。事実，指導医も研修医も，同じ現象を見ていた。つまり，研修医にとっての身体表現性疾患とは，指導医にとっては，「うつ病」の神経症化であった。人格障害とは治療における信頼関係の破綻であった。

それでは，研修医と指導医の臨床診断が，これ程に食い違った理由は何なのだろうか。研修医は三つの診断名を付けたのは良いが，その診断名で矛盾を感じた痕跡がない。一方，指導医の診断は三つの所見を関連づけて一つの簡潔な症候学的ストーリーとして分かりやすく説明している。指導医は三つの状態像から，一貫した治療関係のストーリーまでも読み取っている。一人の患者が示す多彩な側面は，その患者の中に，統合的に理解されねばならない。それは指導医にとっては余りにも常識的な考えであった。

一方，研修医はマニュアル的診断名を当てはめることが，臨床診断だと考えた。実は，研修医は三つの時点での状態像が皆，臨床診断であると思い込んでいた。患者を一人の人間として見ることが何を意味するか，を知らないのである。その結果，一人の患者が示すダイナミックな変化を捉えることが出来なかった。一人の症状の変化を捉えることが出来ない者が，患者の気持ちを理解できるはずはない。

ただし，この研修医が特殊ではない。何故なら，若い研修医が

明確な論理性，科学性を追求するのは当然である。指導する側が，臨床総論を提示せず，精神療法や生物学的治療の各論ばかりを教える。臨床診断のツールとして，DSM－IVという正体不明の産物が与えられる。若い頭脳は，まだ，そこにドグマ主義の危険を嗅ぎ取ることは出来ない。それこそが臨床診断の論理であると勘違いし絶対視する。

　問題は，遠い権威を絶対視する研修医の姿勢と，臨床経験を言語化して伝えることの出来なかった指導医にある。

　こういう私自身も，実は，似たような経験がある。私の失敗談を紹介する。

　ある梅毒患者の診察に同席した時の話である。彼が退出すると，指導医が，『今の患者の皮膚にある発疹は何か？』と私に聞いた。それは約二センチほどの円形紅斑であった。梅毒といえばバラ疹と教科書に書いてある。

　「バラ疹です」と私は反射的に答えた。

　その結果，私は猛烈な勢いで叱られることになった。

　「あの患者は梅毒に感染している。紅斑もある。しかし，その紅斑が梅毒によると君は，どうやって判断したのか」

　その時，私はその指導医が意地悪く思えて腹を立てた。しかし，後に冷静になると，その指摘が余りにもっともであり，私が腹を立てていたのは，自分の軽率さに対してであると認めざるを得なかった。私は教科書の記述を述べただけで，目の前にいる「一人の人間」を見ていなかったのだ。その基本的姿勢を鋭く指摘されたのだ。

臨床研修では，そのようにして「患者を見る」ことを学ぶ。このことが研修生には，本当は分かってはいない。それ故に教えられる必要があるのだ。この基本姿勢は臨床研修という人間関係でのみ学び得る。研修生の臨床診断の甘さは，研修指導者の甘さに他ならない。臨床教育者が皆，頭を悩ますところである。

2. 如何に，症候学的ストーリーを読み取るか

臨床医が疾病の診断 diagnosis を行うのは当然であるが，自明なものほど謎が多い。そもそも診断行為とは何なのだろうか。diagnosis を辞書で引くと，"dia-" という接頭語は，「横切って」「完全に」などの意味，多分，「相対して」という意味でもあろう。"gnosis" は「認識」と書いてある。診断という日本語は，「診て判断する」と書いてある。要するに，「目の前の患者を診て総合的に判断する」ことであろう。人間を理解する試みなしに，臨床診断は出来ない。

臨床面接では，一人の人の中に，症候学と生活史の二重のストーリー解読を行う。

臨床医学は，J. M. シャルコーの診察室から始まったと言われる。彼が観察したのは特殊な症状ではない。誰もが見あきたような平凡な症状を，彼は詳細に観察した。彼の方法は，自分の眼で見たもの，臨床的観察に絶対的信頼をおくことだった。これならば誰にでも出来ると思うであろうが，実は容易なことではない。彼の観察眼は，まとまりのない症状を一つの体系化された全体像

として知覚することが出来た。フロイトは言う。シャルコーは他の臨床家には見えないものが見えた。「見る人」であった。

　何故，彼に，それが可能であったかを示す興味深いエピソードがある。

　若きフロイドがシャルコーの指導を受けていた時のエピソードである。ある患者が神経学理論では説明できない矛盾に満ちた症状を示していた。研修医は臨床観察の所見が理論に合わないと批判した。その時に，シャルコーは，「理論，それは立派だ。しかし，理論に合わなければ合わないほど，臨床の事実は重要なのだ」と平然と答えたという。自ら構築した神経学的診断学の理論，疾病分類よりも個々の臨床観察を重視する。要するに，明晰に知覚し得たものを思考の出発点に置く。その上に新しい知識が形成される。観察されたものと理論は矛盾するのが当然であって，一人一人の患者は理論を超えた存在である。それを知っているから，彼は，臨床観察への絶対的信頼の上に臨床医学を築くことが出来た。

　このエピソードは臨床観察の意味について，私たちに教えてくれる。臨床家は忠実な観察を行う。そのためには，観察者は既成の理論枠から一度，自由にならなくてはならない。その時，一人の患者が示す多彩な症状を統合するゲシュタルト，筋道が見えてくる。患者が示す多様な症状が，如何に診断学的に矛盾していても，一人の患者の中に見られるという事実が一番重いことをシャルコーは示した。

精神症状では，症状の有無の確認すら困難なことが少なくない。後になって，実は自殺念慮が主な問題であった，と打ち明けられることも稀ではない。幻聴，妄想という症状は，自ら，それと訴えることが出来ないことに特徴がある。「私には幻聴がある」と患者が訴えた時は，既に，幻聴は半ば治癒しているのである。患者の訴えだけで臨床診断を付けることは危険なのである。

症候学の出発点は，個々の患者における臨床観察である。

II. 精神疾患の臨床理論

1. 症候学的ストーリー

　患者は漠然としたものであっても，必ず自分自身で自分の症候学的ストーリーを作っている。それは死や，破滅へと向かう，不安と恐怖のストーリーであることが多い。これに対して，医師は現実的不安や生活問題を一度，カッコに入れて，客観的な症候学的ストーリーを探索する。一人の患者に固有な症候学的ストーリーを，治療者と患者で話し合って作り上げていく。

　臨床には，医師の資格こそないが，症候学的ストーリーの解読を経験的に身に付けたスタッフが必ずいる。患者の生活に接する時間が多いスタッフからの情報は，常に貴重である。私が医師になったとき，「一緒に働くスタッフが納得する臨床診断でなくては本物でない」と，先輩に教えられた。若い研修医は，自分の行った診断を医師免許の権威だけで正当化しないこと。率直に他のスタッフの意見を聞くこと。スタッフとの自由なコミュニケーション技法が身に付かないのに，患者と病気について対等に話し合えるはずもない。逆に，この本を読んだコメディカルの方は，これを自分の臨床に役立てるだけではなくて，医師の臨床診断を助けてあげて欲しい。

　経験を積んだ臨床家は，以上に述べたことをほとんど無意識的に行っている。「医学はもっとも論理的な体系であるが，実際に，

それを行っている医師は，その論理を知らない」と言われる。カルテに「変わりがない」という単純な表記をする時ですら，カルテを見れば専門家としての経験の差は歴然となるから恐ろしい。

　以上，感覚的に書いたことを，論理的に整理してみよう。

　上記の症例では，患者は三つの異なった時期に，抑うつ状態，心気症的状態，および，攻撃的状態を示していた。ここで状態とは**精神状態（像）**mental state のことである。状態像とは，特定の一時点で横断的に切った時に得られる多数の**症状** sign の集合である。うつ病と診断した段階では，状態像としては抑うつ気分，意欲低下，行動遅滞などが主症状として存在していた。心気的症状では，頭痛やめまい，耳鳴り等の身体的症状があった。人格障害とは，治療者への不信感であった。

主訴　→　臨床観察　→　症状　→　状態像（症状群）
**　　→　臨床診断　→　問題解決**

　現代医学はコンピュータ使用に触れずには論ずることは出来ない。若い有能な臨床家にとって，チェックリスト的な操作的診断は馴染みやすい。ツールを用いることは良い。しかし，臨床観察とは，それ程，単純な行為ではない。
　実際の臨床診断は患者の**訴え**から始まる。これを出発点として，『今，患者がどのような症状 sign を示しているか』を観察し記述する。それは一時点での，横断的記述である。その時，『その時点で，そのように観察した』という臨床所見である。それは，$(s1, s2, s3, \ldots, sn)$ という症状の集合として表記できる。

この症状集合の全体に名前を付けたのが状態像（症状群）である。症状は個別であり，状態像は一時点の全体である。状態像は一時点で，一つでも，二つでも，それ以上あっても不思議ではない。

初回面接で得られた状態像を S 1 と記述するならば，状態像は，原理的には，面接の回数だけ記述されることになる。時間的な展開に従って状態像 Si は変化し，(S 1, S 2, S 3, ……Sm) という状態像の時間経過を形成する。状態像は診察回数に応じて増えていく。その結果，一人の患者が示す症状の全体は，**Xmn** 次元の症状マトリックスを形成する。それは，単なる症状の集合体であって，そこに症候学的ストーリーはないし，疾病類型もない。

症状マトリックスは，症候学的ストーリーを読む素材である。これに基づいて臨床診断が付けられる。この時，矛盾した所見こそが，その患者の個別性を表現する。シャルコーのエピソードは，これを雄弁に語っている。

このような構造を示せば，操作的診断基準を臨床診断の代用には出来ないことは自明であろう。ただし，マトリックスを示せば多変量解析をしたくなるのが，若い研究者の習性である。しかし，残念ながら，精神疾患の臨床診断は，単純な線型モデルでシミュレートできる程に単純ではない。

（理論：臨床診断と疾病分類）

精神疾患に用いる疾病分類は，まず，WHO（世界保健機関）による **ICD-10**（国際疾病分類第 10 版：International classification of diseases）がある。これは精神疾患に限らず，総ての疾病をカバーした国際基準である。このため日本の医療・保健統計は，この基準に基づいている。それは各国の異なった医療事情を，どうにか一つの疾病

体系に納めようとするものであるから、よく見ると、随所に不都合があり、従って、時代に応じて変化せざるを得ない。保健統計や保険請求のためには、疾病分類に即した診断名が必要である。この目的のためには、ICDを用いるのが妥当である。**この本では、疾病名の後にICD-10の疾病コードであるF分類を加えた。**

近年、流行の「根拠に基づく医学（EBM）」はSackettが提唱し、国際的な疾病分類に基づいて、治療の普遍的な標準化を試み、医療に一定の客観的基準を与えようとする。具体的には、精度の高い効果判定の論文を網羅して、そこから**臨床ガイドライン**を作成する方法である。

この他に、アメリカ精神医学会の**DSM-IV**（Diagnostic and statistical manual of mental disorders）がある。これは精神疾患に限られ、必ずしも国際分類としては整備されてはいない。その特徴は操作的と表現され、チェックリストのような気楽さで診断を行える点にある。それは臨床診断をコンピュータ技術の発展によって体系的に行おうとした「実験的な試み」でもあった。アメリカの精神医学専門誌が、この診断基準を用いているため、用いざるを得なかった歴史的経緯がある。それは精神医学におけるグローバリズムの矛盾である。そのような限界を認識した上で用いるならば、それは便利なハンドブックである。

個別患者の症候学的ストーリーを解読するための臨床診断は、多数の症例を振り分け整理するための疾病分類とは異なる。

これを混同するから、精神疾患の症候学が混乱する。

臨床家は、決して、一人の患者に、特定の病名を当てはめただけで満足しない。個々の患者には、常に予測不能な展開がある。それに対応できるように、あくまでも、一人の患者に考えられる可能な診断名、可能な経過、可能な症候学的ストーリーを、多数、読み取っている。ストーリーは原理的に未完であって、あちこちで「分からない」ところ、了解不能に突き当たる。臨床診断は変

化しうる自由度を残しておくことが大事である。自分の見ているケースが，現在の診断からは予想外の展開を示しても驚くことはない。もともと，「分からない」部分が明確になっただけのことである。それは，治療が新しく発展するチャンスだからである。

　将来の多彩な経過を予測し，それに対処する熟達した臨床家は，何処かに症候学解読のための基本的シェーマを，一種の思考のガイドラインとして持っているに違いない。操作的診断が流行したのは，現在，その基本的シェーマが見失われているに過ぎない。

2．精神疾患の面接法の理論

　症候学だけでは，人は見えない。臨床の出会いは，人と人との出会いである。それは，通常の人と人との出会いと何ら異ならない。出会いであるから，それは理論を超えた出来事である。理屈を超えて人の心に伝えられるものを，「論理的ではない」という理由だけで切り捨てるならば，生きた人間は切り捨てられる。理論から落ちこぼれる部分，残余を視野に入れた，もう一つ大きな視点から理論を構築しなくてはならない。これを私はメタ理論と呼ぶ。

　臨床診断とは，個々の患者について，症候学的ストーリーと，「生」のストーリーを二重に読み取る作業である。

　二つのストーリーの関係はどのようなものだろうか。それを下記のような単純な式で表現した。一見，ソシュールの言語学的表

記に似ているが、それとは無関係である。つまり、この数式における分母と分子を隔てる横線の意味が、この章の課題である。

$$臨床診断 = \frac{症候学的ストーリー}{「生」のストーリー} = \frac{症状}{「生」}$$

まずは分母に注目されたい。分母とは「生」である。眼の前にいる患者であり人である。自然としての人間であり、自然としての心であり、「自ずから然り」なるものとしての自然であり、存在であり、カオスである。それは総ての専門知識、人知を超えたものであり、人と人との出会いに命を与えるものである。人はカオスを支配することは出来ない。己の「生」を不可解なものとして生きることしか出来ない。敢えて、カオスを概念化するならば、**日常性**とそれを支える**神秘性**からなる。

「生」 = 日常性 + 神秘性

カオスとしての自然は、論理をも呑み込んだ所にある超論理であり、無意識的なものである。それは、私たちの思考からは了解不能なものである。自然の場、つまり生活で語られる言語は無限の意味を含み、一義的に定義することは出来ない。そして、この分母は総ての臨床行為、否、人間の営みの基礎に共通して在る。それ故に、実存哲学者であるK．ヤスペルスは、「個々の人間については、それが捉え切れないものであることを知っていれば良い」と簡潔に語った。人と心は本来、了解不能なもの、と彼は考えた。

一方，分子は症候学である。それは人知が思考ツールとして開発したものである。それは一つの学問領域であり，専門語の世界である。専門語は，特定の専門家集団にとってのみ一義的で明晰なものとなる。

分子と分母，症状と「生」は異質なものである。そして，専門的知識は総て，この式の分子にある。哲学も宗教学も個別の学として見れば，それは分子にある。このことから分かることは，異なった専門家は共通の分母を通してしか，通じ合うことは出来ない。これを専門性の間には共約不能性があると表現する。

ビンスワンガーはハイディガーの哲学を用いて，人間学的精神病理学を展開した。ハイディガーは，その業績を評価しながらも，彼の哲学体系とは別の試みであると語ったという。異なった専門性から理論を導入するだけで，理論は変質する。共約不能性があるからだ。同じ方法論的な不用意さが，精神病理学的研究では繰り返されている。

専門理論と「生」を隔てる横線を，レントゲン写真と肺の中にある病変に例えて，写像関係と呼んだのは，村上陽一郎である。肺のレントゲン写真はどの方向からも撮影できて，多数ある。しかし，肺の病変の実体は，その写像から推定するだけである。このような意味で，症候学と「生」の関連は非連続で，その間には論理を超えた亀裂があり，その亀裂を飛躍することで，人としての全体が把握される。

専門家による人間理解は，亀裂を含むが故に**了解不能性**を含む。その自覚こそが，臨床診断の条件となる。

〔理論：心の病を理解する方法〕

　ここでは本書の理論的背景となる基本的姿勢について説明する。精神疾患に特異的な症状の多くは，基本的には患者の体験内容から理解する他にない。他者の体験という主観的なものを，如何にして，一定の厳密さを持って把握できるのか。この基本的問いに果敢に挑戦したのが，若き K. ヤスペルスであった。臨床家が理論的体系を持たずに心の病に挑む無謀さ，を彼は知っていた。そして，彼は幸運にも，同じハイデルベルグ大学で E. フッサールの現象学を学んだ。彼の著書「精神病理学総論」には，臨床的現象へ現象学的アプローチを適用する挑戦的試みが描かれている。

　ヤスペルスによると，一人の人間を「分かる」とは，「全体把握」をすることであった。しかし，全体把握は直感であり，「……らしさ」であり，不確定な所見である。一方，分析的方法は，対象の全体を切り刻み，無数の個別的事実を私たちに与えるだけである。しかも，分析的方法は多数ある。多数の方法によって得られた多数の個別的所見だけ与えられる。その全体は，方法論の組み合わせとして，**方法論的編成**として直感的に統合される。ここに，帰納的に全体像が得られる。これと，全体の直感的把握を比較し，全体像は修正されていく。一人の人間を理解するには，こうして全体把握と個別的所見（症状）の間で無限のダイナミズムが生じていく。これが人間を「分かる」ということである。そのような循環をヤスペルスは**解釈学的循環**と呼んだ。臨床診断は，このようにして成立する。

　個々の患者について，症候学的ストーリーだけを読んでも，患者の生活は把握できない。「生」のストーリーを読んでも，症候学的ストーリーは把握できない。二つの理解は異なった「知の体系」に属しているからである。二つの患者理解をつなぐのは，患者という「個」の全体においてである。個別的人間の全体においてのみ，症状と「生」の二つのストーリーが結びつく。それが臨床診断学である。

3. 理論的シェーマ

　さて、症候学的ストーリーを読み取るには、精神医学的知識の全体が必要である。しかし、こう言っただけでは、熟達した医師の診断に従えという以上の意味にはならない。そこで、初心者でも使えるような症候学的シェーマが必要になる。こうして私は、経験を積んだ臨床家は、どのようなシェーマを内に持っているのだろう、と考えた。

　以下に示すシェーマは、これこそが正しいと主張する積もりは毛頭ない。他者と話し合うための共通のシェーマであれば、他のものでも良い。但し、基本的シェーマがなければ臨床診断学は成立しない。

1) 全精神症状を疾病非特異的なものと、疾病特異的なものに分ける

　疾患には**特異的原因**がある。エイズ・ウイルスはエイズに特異的な病原体である。しかし、病気の原因というとき、もう一つの要素がある。戦後日本の平均寿命は飛躍的に延びて世界一の長寿国になった。社会医学的に見れば、健康、長寿の原因は、上下水道の完備から、食生活、運動に至る一般的衛生状況が改善したからである。どのような病気でも、本人の体力と自然治癒力の回復がなければ、いくら特別な治療を行っても健康には戻れない。これが疾病の**非特異的原因**である。それは健康相談によって改善される。

　つまり、心臓病、脳血管障害、高血圧などの成人病では、血管壁病変の組織学的病変を除去することだけが治療ではない。運動、食生活、喫煙などの**非特異的原因**をコントロールすることが重要

であるが故に，**生活習慣病**といわれる。

　古典的生物科学の原因論に立つならば，ここで取り上げる精神疾患は原因不明の病である。但し，抗うつ剤や抗精神病薬などの薬物は，かなり疾病特異的な効果を示す。特異的な心理的原因，社会的原因も多々，議論されている。この点では単に原因不明と単純に言うのも当たらない。

　しかも，疾病非特異的な要因への適切な働き掛けによって，多くのケースが改善する。完全治癒しないケースでさえも，一般に信じられるよりも治療予後が良い。専門的対応が，かなり確立されているという点でも，原因不明という言葉はもはや当たらない。疾病コントロールという社会学的視点からは，もはや，コントロール不能な疾患ではない。

原因（非特異的原因　＋　特異的原因）―――？―――▶　症状

　要するに，精神疾患の原因とされるものは多数あり，そのどれもが有用である。それは生活習慣病の病因論と似ている。原因が同定できないから原因不明というのでは，余りに単純に過ぎる。むしろ，原因論の複雑さこそが，精神疾患の特性であろう。それ故に，この特性を，上記の数式では矢印に「？」を付けて表現した。

症状　＝　疾病非特異的症状　＋　疾病特異的症状

　精神疾患の患者に接した時，医師は頭痛，不眠，易疲労感など多彩で日常的な症状に出会う。それらは疾病非特異的症状であり，疾病診断的意味は少ない。治療者は軽視しやすいが，患者自身は非特異的症状を自覚しやすいし，実際に苦痛になっているのは，

この種の症状であることが多い。それは日常性（生活状況）との関連が明確に把握しやすい症状でもある。この本では，その代表として，**神経性疲労**を取り上げている。

そして，非特異的症状の中に疾病特異的症状が現れる。症状が疾病特異的になるに従って，生活との直接的関連が見えにくくなる。病的に加工された生活側面のみが見えてくる。論理的には，疾病特異的症状は疾病性を表現するのみである。それにも拘わらず，特異的症状は，それぞれが固有な形で「生」の神秘的側面を表現する。それを扱う臨床技法が次章で述べる飛躍の技法である。

症状の種類	「生」との関連	把握方法
非特異的症状	日常性	生活史的分析
特異的症状	神秘性	飛躍の技法

2) 症状の全体像を見わたす

臨床経験を積んだ臨床家達が，難しい初診ケースを診た直後の会話を思い出して欲しい。「このケースは神経症圏か，精神分裂病圏か，躁うつ病圏か」と話し合っているのを聞いたことがあるだろう。これは一見，診断分類について論じているように見えるが，実は，そう単純ではない。これは，そのケースの症状群が，症候学的にどの位置にあるかを計測しているのである。それは，薬物選択，面接での接し方，予後などを総合判断するための議論である。それは，一見，診断分類に見えるが，実は，症候学的ストーリーを解読する基本的シェーマであった。それはケースのゲ

シュタルトの把握法である。少なくとも、臨床家は、そのように用いていた。これを単に診断分類と見るから、非論理的として放棄したくなるのである。

このシェーマの利点は患者の全体把握、直感を取り込んでいる点にある。例えば、「精神分裂病圏」を考えるには、「分裂病らしさ」という全体把握が必要である。しかし、それはイメージを体験的に身に付けた臨床家だけに通じる言葉である。経験の少ない初心者は、そのイメージを体得していないから、この言葉を使っても分かるはずもない。つまり、それは教育的ツールとしては不適である。伝統的なドイツ精神医学にも、日本にもあり、今、等閑にされている基本的構造、三分類のシェーマを、初心者に分かりやすく明示する必要が生じる。

そのために下記のシェーマを示す。

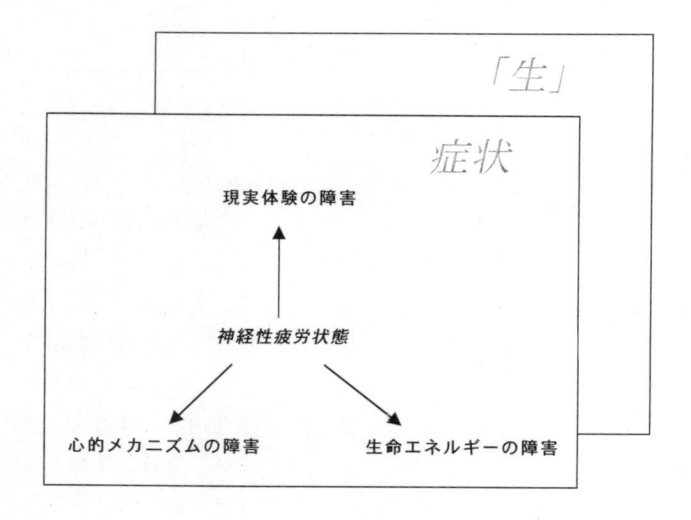

「生」

症状

現実体験の障害

↑

神経性疲労状態

↙　　　↘

心的メカニズムの障害　　生命エネルギーの障害

一見，極めてオリジナルなシェーマに見えるであろう。経験を積んだ臨床家ならば誰でも内に持っているような臨床的思考，その無意識を，初心者が納得の行く明快なシェーマとして描く試みである。

中央にある神経性疲労はそれ自体が，非特異性症状のモメントであり，軽度から重度へと垂直に展開する一つの次元である。それは背景にある「生」と日常生活で直接つながっている。簡単に図示したが，実は，これは中心にある第四軸である。神経性疲労の軸は三つの特異性モメントの中心軸であり，主軸である。先に述べたように，特異的症状と非特異的症状は，それぞれの仕方で，このシェーマの背後に隠れる生活史と密接に関連する。

特異的症状のシェーマとしては，ここでは**生命エネルギーの障害，心的メカニズムの障害，現実体験の障害という三つのモメント**を置いた。これを古典的に言えば，躁うつ病的所見，神経症的所見，精神分裂病的所見ということになる（これ以降は，精神分裂病ではなくて統合失調症の名前を用いる）。ここに示した三つのラベルは，現象記述を統合した症候学的記述のためのものである。初心者が直感的にイメージを捉えやすい記述的命名を選んだ。なお，ここでは複雑化を避けて，人格，意識，成長や老化に関する幾つかの要因は除外している。当面の目的には，余りに複雑になるからである。

それぞれの時点で，一人の患者の中に，この四つのモメントに対応する症状，ないしは状態像がどの程度あるかを観察・記述する。こうして一つの時点で，患者は四次元のシェーマの何処かに位置づけられる。四つのモメントに均等に症状が見出されること

もある。一つのモメントに限られることもある。どのモメントも示さず、非特異的症状のみを示すこともある。いずれにせよ、患者の位置を決定するのは臨床観察である。位置が同定されれば、それが、その時点での状態像である。

一方、治療が進展し状態が変化するに従って、シェーマの中で患者の位置は変化する。症候学的ストーリーとは、このシェーマの中での軌跡を言葉で書き表し、それが将来動くであろう軌跡を点線で予測したものである。

例え、臨床診断として、仮に統合失調症という大きな診断枠が得られても、個体の死に至るまで、このシェーマの中で患者の位置は変化しつづけ、それに応じて治療的対応も異なってくる。統合失調症であるが抑うつ状態が前景に出る時期があっても、一向にかまわない。シャルコーが言うように、「事実が、そうならば仕方ない」のだ。

この三つの特異的症状は、三つの精神疾患群の中核的特性を示している。中核群とは、その疾患の特性を表した典型例のことである。例えば、統合失調症には中核群があり、その周りに各方向に広がった亜系（周辺群）が存在する、と考える。中核群という言葉が表す実在は何だろうか。経験のある臨床家の誰もが統合失調症と認める疾患を示すのは困難ではない。そのような症例が中核群である。それにもかかわらず、実際に、診断基準を示してもらうと、驚くほど異なるのが現実である。特に、精神疾患では、身体疾患のように検査所見を基準として臨床診断を下すことは出来ない。症候学以外に診断の根拠が無いとすれば、診断の不確定性は避けることが出来ない。フェニルケトン尿症における尿中ケトン体のような外的基準がなければ、操作的に症状を定義しても

中核群には至らない。全体把握,「……らしさ」という直感的把握が大きな決定因となる。この不確定性に如何に対処するかが臨床家の質を決定する。

(エピソード：統合失調症の中核群)

　昔，私が或る精神病院で研修していた時の話である。当時，統合失調症には，急性発症し，幻覚妄想状態を示し，急速に人格荒廃をきたし，死に至る一群があるという説があった。不幸にして，正しく，そのような経過をたどった症例が出現した。その例は剖検に回された。その結果は，脳に梅毒性スピロヘータを認めるという予想外のものであった。何故，血液検査に所見が出なかったのか等々，先輩達は話し合った。結論は出なかった，その時，一人の医師が言った。「統合失調症の中核には梅毒があったということだ」と。精神病研究は進行性麻痺をモデル精神病として発展した。その歴史を語ったのである。それから，中核群という言葉は私の中で深い謎を秘めたものとなった。

　シャルコーの臨床医学は，生と病と死という三角形で形成されたという。死とは死体解剖であり科学的所見であった。生と病に科学的死が加わって，近代臨床医学の「まなざし」が形成された。しかし，精神疾患の面接では，科学的死の代わりに，「絶対」としての「死」が対比される。この意味で，生と病と死の本来的な三角形が形成される。

4．飛躍の技法

　症候学は至る所で了解不能性に突き当たる。それを飛び越えて，個々の人間存在に切り込む作業を，ヤスペルスは実存開明と呼ん

だ。但し、彼は臨床で実存開明を実践することが出来なかった。持病である気管支拡張症がそれを許さなかった。彼が成し得なかったことを日常的な面接で行うことが、精神疾患の面接家の業務として残された。

理論は固定的である。如何にして、硬直した理論から飛躍し「生」の諸現象に至るか。それが、精神疾患の面接法の課題となった。論理の内部に非論理（直感・感性）を取り込む努力。理論の飛躍を取り込んだ理論。自分自身の思考の呪縛から自らを欺き、そこから飛躍し「生きた現象」に至る、そのような技法が、精神疾患の面接法には自ずと蓄えられてきた。こうして飛躍によって**了解不能性**に至る。

専門概念から神秘性を剝奪する試みが、フロイトの精神分析でも後継者によって行われた。しかし、先駆者達の業績を見れば、彼らが神秘的概念・技法を用いて、飛躍の問題に対処していた事実が見えてくる。

（エピソード：了解不能なもの）

精神科医であり、かつ、ヤスペルス研究者である故石川清先生が、まだ研修生であった私達に話してくれたことである。了解不能性とはヤスペルスにとって、人間の自由性、さらには「包括者」、「神」につながる重要な概念であった。しかし、それを誤読して、了解不能性の概念を統合失調症の「分かりにくさ」の代名詞として用いた精神科医が日本にはいた。

ヤスペルスの現象学は、「観察と記述」の方法と論理を示すことによって、精神医学臨床に方法論的基礎を与えた。臨床精神医学に脈々と受け継がれた臨床的智慧を語り伝えること。それを現代的に再解釈し再構成して示すこと。つまり、この本は伝統的臨床精神医学の復刻再生版である。

そのヤスペルスが精神分析批判を発表した。精神分析家であった土居健郎先生は，ヤスペルスをめぐって，石川先生と精神分析論争を展開した。この後に，土居先生は「面接においては分からない部分が重要である」と語るようになった。意外にも，土居にこそヤスペルスの了解不能性が生かされていたのである。

なお，初心者の方は，このような議論に驚かれるであろう。しかし，日常的な人と人の出会いは，理屈を超えた交流によって成立している。自分自身の対人交流のパターンを自己観察すれば分かることである。患者については，それが難解だからといって目をそらす。そこに臨床における人間忘却が始まっている。

精神疾患の面接では飛躍の技法を，意識的に用いることによって，合理的な症候学体系から，患者の「生」へと飛躍することが出来る。

何れも臨床家が無意識的ではあれ，日常的に用いている技法である。以下に，その例を示す。この他にも，幾つもの，否，多分，無限の手法が可能である。この本で，疾病特異的症状と非特異的症状を区別したことも，この点と関連した工夫である。

①飛躍的概念：フロイトの転換概念はその典型である。彼は，心の葛藤が身体症状に表現されることを，「転換」と呼んだ。それは，「心的なものから身体的なものへの飛躍」と定義された。そこに理論では説明できない飛躍があることを，彼は熟知していた。飛躍があるから生きた人間が見えてくる。後進の者が，転換概念を身体化という言葉に置き換えたとき，飛躍が忘れられ存在論的

ドグマへと変化した。

②サイン解読：サイン解読は症状の論理的解読ではない。それは一種の比喩的解釈であり、症状を解釈の無限性へと開くことである。個々の症状を「生」を表すサインと見なす。フロイトの精神分析は、特に、ここに関心を向けた。

③語用法的トリック：土居健郎は日常生活の「甘え」の現象と、「甘え」という言葉に関心を持った。それを理論化するときに、「甘え」欲求という言葉を作った。一般に理論語は無味乾燥な記号の方が論理的に安全である。同じ「甘え」という言葉が、専門語と日常語を通して用いられる。こうして両者の亀裂を容易に飛躍できた。しかし、余りにも自然に、彼が、この語用法的トリックを用いているので、そこに極めて巧みな飛躍があると気付く者はなかった。

④詩的理解：妄想体験を症候学的に理解すると個別症状に解体されるだけである。しかし、妄想を患者の「語り」として聴くと、そこには優れて詩的な世界が開けてくる。

5. 症候学と関連した生活要因

症候学的ストーリーは、患者の「生」のストーリーとの関連で解読されることは、既に述べた。生活史の上で聴取すべき所見は、具体的なライフスタイル、生活環境などを含む。治療者が生活史の中に症状を位置づけるから、症候学的ストーリーが生きたものとなり、患者自身が納得する。

非特異的症状では、特に日常生活との関連性が明確になる。医療面接で必ず聞くことは、睡眠、運動、食事などのライフスタイ

ルである。いずれも基本的な生物学的メカニズムと関連するが,検査所見で容易に測定できない。面接での,詳しい聴取が重要である。これらの所見は疾病の種類を問わず,発病契機となり,治療経過を左右する要因である。発症との時間的関連を詳しく聴取しないと,その後の対応を誤る。

　悩み事を抱えて健康管理をなおざりにする。それだけで精神的に不安定になる。心の問題を抱えた者の健康管理の実情には,驚くべきものがある。精神疾患の面接では,「心」の疾患という先入観があるので,この面での相談に甘くなる。私の場合には,統合失調症やうつ病患者との話し合いでも,半分近い時間が,このような日常的話題になる。初めて,同席した研修生は,余りにも日常会話が多く驚く。

精神疾患の面接でも,1日の時間配分,つまりライフスタイル(起床,仕事・勉学,食事,排泄,入浴など)が基本的テーマとなる。

　特に,睡眠については,精神科の医療面接で取り上げる他にない。睡眠リズムは体内時計で支配される生理的メカニズムである。発症に先駆けて睡眠障害が認められる場合が少なくない。睡眠障害は殆ど精神疾患に前駆するので,必ず,チェックすべき項目である。睡眠研究の領域には臨床的に重要な発見が沢山ある。是非,睡眠研究者が書いた専門書を一読されたい。それを前提として,簡単に説明する。

　睡眠障害は海外旅行における時差,夜勤,残業等の理由で環境から強制されて起きることがある。旅行先で突然,一過性の精神病様状態に陥ることも稀ではない。まずは,具体的な睡眠のパタ

ーンを聴取する必要がある。例えば，「2時間しか寝られない日が続く」という訴えを聞いただけでは不十分で，知りたいのは，「電気を消して布団の中にいる」のか，「布団から離れてファミレスに出掛けてしまう」のかという生活行動である。両者では，当然，睡眠障害の切迫性は異なる。突発的に出現する急性精神病様状態は，後者と関連がある。

奪睡眠とは，強制的に眠らせない実験であるが，これによってレム睡眠類似の状態が出現しやすくなるという。実際に，幻覚等の異常所見が出現しやすくなる。さらに，洞穴で太陽光線を遮断した状況では睡眠周期は25時間程度に延長するという。つまり，睡眠管理を放置すると，フリーランした睡眠サイクルは次第に夜型に移行して行く。一度，昼夜逆転の生活が始まると，これを本人の意志の力で元に戻すのは，予想以上に困難である。

例えば，過食の患者の生活をよく聞くと，過食そのものよりも，睡眠リズムを崩していることの方が深刻なことが多々ある。このような所見は面接で確認すべき所見である。

発病時に前後して，死別，失職，災害被害等の強烈な**出来事**が認められることも多い。出来事と発症の関連は複雑である。発病状況といわれるのは，実際には，発病因子，悪化要因，あるいは疾病の結果ですらあり得る。同じ精神的外傷への反応といっても，外傷後ストレス症候群と死別の後にくる「喪」などでは，多くの点で異なっている。「心因」とか，「心的外傷」という言葉は，総てが分かってから用いればよい言葉であるが，安易に用いると，それは治療者の先入見・偏見の表現となりやすい言葉である。安易に診断名を付ける前に，正確に出来事と症状の関連を記述することの方が大事である。

社会的孤立は発病の契機でもあり，発病の結果でもある。それも又，単に対人関係の問題ではない。海外派遣，職場配転，引っ越し，離婚などが，孤立の契機となりうる。例えば，職場配転で窓のない真っ白な個室に部所が変わって，そこで一人，長時間，過ごすとなると，それだけで精神的に不安定になる。その状況は，感覚遮断といわれる実験的状況に似ている。この状態も又，レム睡眠様状態を賦活し幻覚等が出現しやすいといわれる。この点も又，睡眠研究の専門書に詳しい。孤立を単純に心理学的問題と捉える前に，健康管理上の問題として聴取する姿勢が重要である。

同じ家系に同一の疾患が多数，発生することを**家族集積性**という。家族歴でチェックすべき点である。このことによって，疾病の要因が何らかの意味で家族に関連していることを知る。家族集積性は，遺伝要因や家族環境に注意すべきことを教えてくれる。

6. 社会的な診断行為

臨床診断が患者の生活に関わる行為であるということは，診断書作成において明確になる。ある状態を病気と認めてよいと診断したとき，患者が求めれば，医師は診断書を出さなくてはならない。診断書は，患者の生活の場に提出され，「病欠」が正当であるという根拠を与える。このように臨床行為には社会的側面がある。

社会が病気と認めることを，「**病気役割 sick role**」という言葉で説明したのが，社会学者の T. パーソンズであった。診断書で

病気と証明されれば，通常は次のような利益を得る。

　1）日常生活では人は仕事・学業など，なすべき役割を負っている。しかし病気ではそのような社会的な役割を行う能力が自然に障害される。病気役割をとるということは日常生活での課題，役割遂行の義務から免除されることである。

　2）社会的な役割を果たさない場合には，不道徳であるという社会的非難をうける。しかし，「病気である」と証明すれば役割を行えないのは個人の落ち度ではなく，疾病のせいであって，社会的非難の対象とはならない，と保証することである。

　たとえば医師が休職診断を書く意味は，医師の権限で病気役割を公認することである。患者は単なる怠惰で休んでいるのではないと社会に対して証明することである。つまり病気であることを証明するべきか否かという判断は精神科医にとっては，極めて，重要な業務となる。

臨床診断には社会的判断が含まれる。医師が診察行為を行った以上は，疾病役割を認めるか否かという社会的判断を示す義務が生ずる。幾つかの精神疾患の診断名は，それだけでは社会的診断としては欠陥がある。人格障害の診断名は，その典型である。人格障害と診断し治療を開始し，企業から，休職診断について詳しく聞かれて立ち往生する如き話を幾度か聞いたことがある。診断を付ける点で，この点を検討するべきである。

　臨床診断名と社会的診断名と同じである必要はない。疾病を社会に対して隠すことを示唆するのではない。臨床的診断には一般人に説明困難な部分がある。社会的診断では社会が疾病の本質を，より正しく理解できるように言語化しなくてはならないからである。

(理論：因果関係)

　病気の原因論には，異なった水準がある。因果関係を証明する程度の高さから，自然科学的，歴史的，心的因果関係の三段階に分けて，私は考えることにしている。災害等の社会的出来事と関連して生ずる社会神経症の裁判では，賠償責任の所在が病因論と関係する。そこで，指摘されたことは，社会神経症における責任論は，自然科学的に厳密な因果関係の証明ではなくとも，「真実の高度な蓋然性」をもって満足することであった。「論理的証明に対しては当時の科学の水準においては反証というものを入れる余地は存在しえないが，歴史的証明である訴訟上の証明に対しては通常反証の余地が残されている」という判決があった。このことは疾病論上の科学的な原因論と，社会責任論上の原因論では，証明の程度に差があることを意味している。このほかに，心的因果関係という表現があるが，これは精神療法や精神分析学で用いられ，「解釈」という緩い因果性を意味する。

　ここで，三つの水準の因果関係を分けた理由は，それぞれが異なった場所で，異なった目的で，異なった方法によって語られており，いたずらに，これらを混同することは避けるべきことを指摘したかったからである。ただし，この区別は概念上のことである。

　以上で，理論編を終えて，臨床編に入る。

　章立ては順不同であるから，どの部分から読んでも良い。各人が考えるべき素材は書き込んだ。特殊な治療技法に関心ある読者も，ここで書いたことを基礎として，その上に，自分の臨床面接法を工夫して頂きたい。

第二部　臨床編

理論編で示した臨床診断学のシェーマは，非特異的症状を中心とした**神経性疲労状態**と，その周辺に発展する三つの特異的症状群，つまり，**生命エネルギーの障害，心的メカニズムの障害，現実体験の障害という三つのモメント**からなる。

これに対応して，この臨床編は，
  Ｉ．神経性疲労状態，
  ＩＩ．気分（感情）障害性の疾患群，
  ＩＩＩ．神経症性の疾患群，
  ＩＶ．統合失調症性の疾患群
の順に説明する。

なお，このシェーマには人格と行動，身体と意識の問題は含まれていないが，重要なので，
  Ｖ．その他のモメント：人格と身体因
として取り上げた。

I. 神経性疲労状態

neuroasthenic state

1. 症例：A君　男性　19歳　大学受験生

　予備校内に設置した心の相談に来談したケースである。つまり，医療ではなくて学校カウンセリングのケースである。来談時の相談では，主訴は**集中困難**による勉学不能，他に，**焦燥感，知覚過敏，憂うつ気分，疲労感，無気力**などの訴え，それに加えて胃部痛や頭痛などの身体的訴えがあった。

　彼は有名高校を優秀な成績で卒業した。同一系列の大学への推薦入学を嫌って受験にチャレンジした。しかし，現役入学に失敗し予備校生生活が始まった。4月には，来年こそはミスを繰り返さないという決意で勉強に集中し，成績は大きく上がったものの，7月には急速に消耗し，その疲れと共に本人の堅い決意もぐらつきはじめた。そして，高校の先生が「一浪して戻ってきても，この大学に入れないかも知れないよ」といった言葉が頭に浮かんで，勉強に集中できなくなった。今では，推薦入学しなかったことを後悔している。

　本来，気力にみちた学生であったが，来談時は，気弱で途方に暮れていた。A君は神経性疲労をめぐって1時間，話し合っただけで，「有り難うございます。もう大丈夫です」と言って退出

した。A君の、その後の経過は順調で、大学入学後に私に来た手紙では、1回の相談で気持ちが吹っ切れた、と感謝の言葉が書いてあった。

予備校生の調査では過半数の学生が、このような症状を示す。多彩な症状と深刻な訴えであるが、経過がよい。私が医療の場しか知らなかった時には、注意を引かない状態像であった。特異的な精神疾患ではないから、彼らは医療機関を受診しない。多少の不眠があっても睡眠導入剤や抗不安薬などを使用しないで切り抜けることが多い。対応が適切ならば、実際には1〜2回の相談で終了し、その後の経過はきわめて良好である。軽度なものでは、経験の豊かな教師が適切に対応するだけで危機を乗り切れる。しかも、彼らは受験が終わると、これらの症状を見事に忘れ去る。したがって、医療では見ることが少ない。

発症早期に精神科を受診すると、このような症例に馴染みのない医師が、多彩な訴えに幻惑され、抗うつ剤や抗精神病薬を投薬することすらある。一方、熟達した医師は、「大変な病気ではないから余り心配しないで良い」と対応することが多い。彼らは、どちらの対応でも満足しない。

2.「神経が疲れている」という訴え

治療面接は、通常、日本語では、「どうなさいました」という言葉、英語では、"What can I do for you?" から始まる。その後、私は、早めに、**「神経が疲れてますか」**という問いを挟む。面接では神経性疲労から話し合うと、患者と同じ目的に向かいや

すいので，その後の協力関係が自然になる。

　「すごく疲れているのではないの」という言葉が治療の導入に便利なことは，臨床家なら誰でもが経験があるだろう。興味深いことには，どの疾患を患っている患者でも，この神経的疲労感は自覚している。疾病の如何を問わず，「神経が疲れているの」と聞くと，患者は肯くことが多い。疾病であることを否定する統合失調症の患者ですら，このような疲労感は自然に自覚できるからである。それは体感や生活と照合しやすいからであろう。

　ここで神経性疲労というのは，俗っぽい言い方をすれば，心身の「へばり」である。興味深いことに，患者自身は，このような状態を「神経が疲れた」という言葉で表現し，「精神が疲れた」とか，「心が疲れた」とは表現しない。多分，神経という日常語は心と体が未分化で，日常体験に即した，生きた言葉だからである。心の臨床では，馴染みがある訴えなので，この本の導入部に置いた。

　神経性疲労の主要テーマは，「労働と休息」という永遠の人類史的課題である。

　それは特定の疾患を示唆する診断学的意味は少なく，生活との関連を示す症状であるから，医学研究者の関心を引きにくい。詳しい臨床観察がなされることも稀である。受験と企業はそれが問題となる典型的な場であり，その対応は，休息を中心とした健康指導が中心となる。なお，ストレス学説の延長上には多くの所見が蓄積されているが，ストレッサー，ストレスという言葉自体に不明確な点が多いので，ここでは用いなかった。

この状態は歴史的には**神経衰弱 neurasthenia** と呼ばれてきた。神経衰弱は疾病分類の中では，極めて曖昧な位置にある。もともと，疾病特異的症状ではないから，疾病分類には馴染まないのは当然である。それは総ての精神疾患の基礎にある。生活との関連が明白であり，適切な生活上の対処で改善し，特異的精神症状の予防に役立つ。実際には，企業や学校のメンタルヘルス相談で問題解決することが多く，医療機関を訪れることは少ない。このような理由から，精神医学的研究の盲点にある。「医療受診以前」の問題という意味で，「サブクリニカル」な症状ともいわれる。

(理論：神経衰弱論の歴史)
　神経衰弱概念を理解するには，その歴史的展開を知るのが一番良い。神経衰弱がその形態を整えたのは，19世紀後半，精神医学の体系化の時代である。その背景に在ったのは，生命的なエネルギー論であった。たとえば，Brown, J. (1735—1788) は神経系の作用が何らかの理由で強力 sthenic と無力 asthenic 状態に変化すると考えた。Beard, G. M. (1839—1883) は，この考えを発展させて神経衰弱 neurasthenia なる概念を提示した。ベアードの原著では神経衰弱をアメリカの文明病と捉え，社会・文化的刺激により神経系の作用が無力化する状態と捉えた。彼は，これを「**刺激性衰弱 irritable weakness**」と呼んだ。彼を継いで，Mitchell, S. W. は休息療法の重要性を指摘した。さらに，Janet, P. (1859—1947) が提唱した精神衰弱 psychasthenia は精神疾患の基礎的な概念となった。

　ベアードのエネルギー論的な視点を受け継ぎ，神経衰弱の概念を神経症論の中心に据えたのはフロイドであった。フロイドが神経症を現実神経症と精神神経症に大きく二つに区別したことは余りにも有名である。彼によると，神経衰弱は現実神経症の典型であり，それは生体内に何らかの代謝産物の毒性が蓄積した結果に生じるものとされた。従って，症状形成には心的メカニズムが関与せず，症状は心理的「意

味」を欠き精神分析療法が無効とされた。神経衰弱を基礎として，さらに，特殊な心的メカニズムが作動したとき精神神経症が発生する，と彼は考えた。つまり，神経衰弱の本体は，心的メカニズムが関与しない部分，いわば「こころ」が作用する基盤となる生命的なエネルギー，それ自体の減退した状態であった。

　森田正馬は，「全ての疾病の症状と疲労における一般状態として，ほとんどこの神経衰弱症を呈しないものはないであろう」と指摘し，それが疾病の基盤にある状態像であることを強調している。その後，精神分析の後継者は，神経衰弱論に関心を示すことは少なく，現実神経症の概念が持つ重要性は忘れさられていった。ところが最近になって，コフートはフロイドの神経衰弱論の重要性を再発見した。彼は，神経衰弱においては，自由連想と抵抗分析を行っても無駄であって，「もし，もう一度，神経症を研究する機会があったならば今度は神経衰弱の生物学的研究をしたい」とすら記している。

　WHO の国際疾病分類第9版までの神経衰弱の記述と，日本での古典的な教科書での神経衰弱の記載には，ベアードの「刺激性衰弱」の概念以降の，「生」のエネルギー論が残されている。

3．神経性疲労の症候学

　神経性疲労は，学校や企業におけるメンタルヘルス活動の中心テーマである。対処法の中心は単純であり，「休息」である。単なる神経疲れと軽視されがちであるが，その訴えは実に多様で，それは精神疾患の総論を展望するのと似ている。

　神経性疲労の重要性は二つある。1）非特異的症状については，症候論と生活史が直接，関連する。つまり，生活で無理すれば，疲れて非特異的症状が出る。原則として，症状発生の時間と場を聞けば原因が分かる。2）それは特異的な精神疾患の発症因子で

ある。神経症性疲労の症状を正確に記述すると，特異的症状の萌芽的なものが観察されることが少なくない。この症状に注意すると，統合失調症やうつ病の再発予防に役に立つ。

1) 症状

神経性疲労とは，「体はだるく，気力が起こらず，集中できない。しかも，神経がピリピリと高ぶって休むことも出来ない」という状態である。その特徴は刺激性衰弱である。つまり，刺激性と憔悴感という一見，相反する方向性が併存した状態である。前者，すなわち刺激性の亢進は，各種の特異的疾患における過覚醒状態の前駆症状である。

典型的な症状は，以下の通りである。
1. **刺激性亢進症状**：焦燥感 irritaiton，知覚過敏 hyperesthesia，不眠 insomnia
2. **エネルギー減退症状**：疲労感 fatigue，意欲減退 hypobulia，集中困難 difficulty in concentration，快楽消失 anhedonia，抑うつ感 depressive mood
3. **身体症状**：これには頭痛，動機，肩こり等，不定愁訴，自律神経症状等，多くの非特異的症状が入る他に，口内炎，皮膚炎，感冒様症状が前駆症状として見られることも稀ではない。安易に診断分類に当てはめて身体表現性障害などと早まらないこと。

2) 原因

神経性疲労の原因論については，昔の教科書の方が詳しい（笠松章：臨床精神医学・中外医学社）。

① **Beard 型の神経衰弱**：心身の過労が原因である，「へばり神経衰弱」，「急性神経衰弱」とも呼ばれる。

②患者の側に原因があって神経衰弱が起こる**体質性神経衰弱**，つまり森田神経質である。これは，むしろ神経症性疾患の項目で取り上げる。

③各種身体疾患（急性熱性伝染病・慢性伝染病）による憔悴に起因するもの。出産後のマタニティーブルー等でも，同様である。

3）対応

①**情報提供と話し合い**：早まって，「うつ病」と診断しない。神経性疲労について話し合い，休養の重要性を説明する。たったこれだけの説明と思うかも知れない。しかし，自分の能力の限界を生きている者は，限界がどこかが分からない。神経衰弱状態を示したら，それが限界である。心の相談では，情報提供は重要である。「神経疲れ」という言葉はその時に便利な言葉である。本人は自分では「怠け」，「さぼり」と言うことが多い。過重な精神労働に原因があり，「怠け」ではないと知ってホッとした表情を示すことが多い。この場合は，本人，自らが休養を取ることが可能なので，それで問題は解決する。

そして，ここで説得可能であるか否かは，問題解決と共に，来談者の判断力が，どこまで保たれているかを判断する鑑別テストともなる。

②**人格反応と休養計画作成**：情報提供と話し合いで納得いかない場合，本人がこの状態にどう対応しているか，つまり「人格的反応」について聴取する。自分の無気力を自責し続けて本来の仕事が出来ないならば，その状態像は，うつ病と近似する。ただし，ここで受診を焦る必要はない。目的遂行が頭の中で絶対的課題と

なり，支配観念となっている。だから，「休養を要する」という指示に納得しない。生活者は受験や企業において，時に，是非とも達成したい命がけの生活課題に直面する。「過労は十分に知っているが，私は今，正念場に居る。これで倒れても本望である」と言う。この段階では，目的遂行と「休養」は対立的になっている。それを指摘する。このような人格的反応自体は何ら病的なものではない。**休養と目的遂行は，本来，対立しないのである。**受験の中で神経性疲労状態を示し，急性精神病様状態に発展した学生が受診拒否をしたことがある。その時ですら，「病院に相談して勉強机を確保してあげる」と約束したところ，喜んで入院した。

③受診のタイミング：まずは，来談者と面接者の二人で，実際の業務内容や学習計画と休息計画の検討をする。つまり，面接者は来談者の生活管理に直接関与する。必要に応じて，上司や教師との調整等を行う。この作業には医学的，心理学的知識よりも，むしろ，常識的知識が求められる。ただし，極めて手間が掛かる。しかし，それで問題が解決することが多い。無理なタイムスケジュールを組んでいる者に薬物を用いても問題解決は一時的なものでしかない。

　以上のことをしても問題が解決しないときに初めて，医療の力を借りる。自ら気力を引き出そうと，自己暗示など集中力の回復法を試みたり，覚醒剤系の薬物を求めることもある。しかし，薬物によって回復する以前にやるべきことは多数ある。健康相談上の対応をさぼって，医療に紹介することがないよう気を付けて欲しい。医療以前のメンタルヘルス相談は通常，このような手順を踏む。このような手順を踏めば，彼らが受診を拒否することは少ない。

以上，来談者の態度で，重要なチェックポイントは二つある。
1. 自己認識の能力：自己の疲労状態を認識する能力は保たれているか。
2. 人格的反応：本人は休息と目的遂行を対立的と捉えているか。

（理論：自然的自己と個別的自己）
　神経性疲労は，「休養」について考える機会を与えてくれる。モーゼの十戒には，「安息日に働いてはならない」という言葉がある。長い間，その意味が私には分からなかった。私は信仰者ではないためだと思っていた。しかし，神経性疲労の人たちと長く関わっていると，その意味が見えるような気がする。人が自分の意のままに自分の肉体と頭脳を使って良いとなれば，多くの人がそれを過酷に使い壊してしまう。
　「個人の心と体は，個人の権限下にある」というのはイギリスの自由主義者であるJ．S．ミルの有名なテーゼである。これが近代の個人主義的自己の論理である。それは仏教古典でいう「我」が近代的に再現されたものであろう。この個人的なものを，私は個別的自己と呼ぶ。これに対して，エネルギー論や宗教に登場する生命体としての自己は，自他融合，心身融合，合理と非合理の統合を想定していて，自然としての自己である。これを私は自然的自己と呼ぶ。
　労働と休息を対立的に考える個別的自己が「もっと働かなければ」と己に命令する。しかし，自然的自己は己の論理に従って自ずと休養する。従って，個別的自己の闘いは必然的に破れる。その結果，個別的自己は神経性疲労を体験し，ようやく，休息を得る。しかし，それでも敗北を否定し闘い続けようとする個別的自己の姿，そこに「うつ病」の病的自責，その背後にある頑なな自我を見る。労働と休息は，「うつ病」において中核的テーマとなる。
　特異的症状では疾病性が見えるのに対して，非特異的症状では症候と現在の生活状況の関係が直接，見える。神経性疲労の基本には，

「労働と休息」という人類的テーマがある。神経性疲労の人とは,「労働と休息は対立的か」と話し合うことになる。近年の精神医学は特異な精神症状への関心が強い。研究者自身が業績主義に追われ,「労働と休息」の課題を対象化して考えられないのだろう。

4. 特異的疾患への発展

神経性疲労は身体疾患,精神疾患を含めた多くの疾患の発病に先駆けて出現する。遺伝性疾患やガンでも,実際の発症には,神経性疲労が前駆して見られることが少なくない。それは,多くの疾患の発病準備因子であり,発病結実因子である。つまり,神経性疲労症状の詳細な観察は,次に生ずる問題を予測させる。神経性疲労からうつ病や神経症への発展は珍しくはない。統合失調症への発展もある。

神経性疲労の臨床的記述の多彩さ,面白さは,疾病非特異的だという理由で過小評価されがちである。しかし,非特異的だからこそ臨床では,疾病一般に通用する重症度のマーカーとしての役割を果たす。そして,非特異的症状は生活に最も近い症状である。

神経性疲労の中に,前述の特異的症状の三つのモメントを観察する。

「頭がボーとして集中できない」,「短時間で集中力が途切れてしまう」という集中困難の訴えが神経性疲労の中心にある。しかし,この訴えが在ること自体は,自己認識能力が保たれていることを意味する。集中困難の訴えは,むしろ日常的な神経性疲労の

特徴である。一方，抑うつ感，疲労感，集中困難，自責等は，それ自体が軽度から中等度の「うつ」状態の症状でもある。これに何ものかが加われば重症うつ病へと発展する。

「この仕事に掛けている。休む気はない」というのは，その個人の価値観であり，生き方である。しかし，「デスクにしがみついて働いているが，雑念が沸いて仕事が出来ない」，「頭痛がして仕事を続けられない」と言いながら，仕事を離れられなければ病的である。受験生では頭の中に強迫的に音楽が流れ集中困難を生ずることもある。神経性疲労から神経症への道は近い。

また，「頭の中に玉が入っていてゴロゴロ動くので集中できない」という心気妄想的な訴えもある。「人が私の噂をしているように感じる」という訴えもある。被害的傾向が友人から，見知らぬ通行人にまで広がることも少なくない。そこに実際に，「あいつ変だ」という声を聞いた気がする等の訴えも加わる。しかし，『それは確かなの』と問うと「分からない」と首を傾げる。この段階では，幻覚・妄想とは言い難い。精神病発症を予感させるものは，むしろ，面接の場で示す過剰な知覚過敏である。面接室で，面接者の言葉にピリピリと反応し，室外の些細な物音にも一瞬振り返る。時々，沈黙しボーとして内界に浸る。外的刺激への無選択的な過敏性。薬物療法が必要か否かの臨界的な状態である。

ただし，これらの奇妙な訴えは受験が済むと一過性に消え，後に痕跡を残さず，やはり神経性疲労の症状に過ぎなかったと確認されることが多い。

II. 気分（感情）障害性の疾患群

affective disorders　　　ICD-10分類　F3コード

1. 症例：D氏　男性　35歳　会社員

　精神科クリニック受診時の訴えは，「明日から会社に出勤しなくてはならない。どうにか，会社に行けるようにして欲しい」というものであった。直前になっての受診は奇妙であるが，「どうしたら良いか考えられなかった」と**決断不能**が原因であった。

　面接室にゆっくりと入り椅子に座わると，茫然として無表情である。眼は治療者に向いているが，焦点が合わず虚ろである。手足の動きはほとんどなく，時に，動作はあっても極めて遅い。全体として，ロウ人形を前にしているような印象である。「頭が働かない」という**主観的制止**の訴え，明白な**行動制止**が観察された。この所見だけで，直ぐに，業務復帰は不可能だと分かる。一人暮らしであるが，ここ1ヶ月，蒲団に入りっぱなしで，睡眠のリズムが崩れている（**睡眠障害**）。食事を買いに出る以外は外出不能である。食欲，便通などは保たれているが，数ヶ月間で7キロの**体重減少**がある。むしろ，これだけ重症なのに，一人で自ら受診し得たことに，かなり強い決断力，行動力が秘められていることが予測された。

　このような人には，必ず，自殺について問う。「自殺願望が強

く、どうにかして欲しい」と訴える。自殺の理由は、「自分は罪を犯した人間だと思いこんでいる」と他人事のように答える。**罪業妄想**である。それは重症うつ病に特徴的な**病的自責**である。**行動制止と強い焦燥感と罪業妄想**の存在は、切迫した自殺の危険性を示唆する。実際に、1ヶ月前に自殺企図を起こしていた。強い焦燥感（いらいら感）を訴えたが、行動制止が強いために行動面で確認できない。

　このような症例では、「患者保護のための入院」が必要か否かについて、早くから、本人と話し合う。『死にたい気が押さえられなくなる前に、少しでも危険を感じたら、早めに入院して貴方自身を守ろう』と提案する。『死にたい気持ちが抑えられなくなったら、入院を考えよう』という方針は、無効である。「死にたい気持ちを抑えきれない」時では遅い。その時は、患者は、決して、治療者に助けを求めない。強い死の衝動に押されて決然と自殺に向かう。その時、信頼する治療者との約束は、自殺を妨げる力にはならない。

　このケースでは、「今は、自殺は大丈夫です」と答えたので、病欠の診断書を書いて、抗うつ剤を投与した。約1ヶ月で状態が回復した。自殺念慮を残し状態が軽快する時期、ここにも自殺の危機がある。「死んで詫びる」のである。『生きたい気持ちと死にたい気持ちが、どの位の割合か』と問うと、不思議なことに、自殺の可能性を詳細なパーセントで語れる人が多い。「死にたい気持ち」が50％を超えそうならば、その時期は、迷わず入院等、保護的手段で守るのが良い。

　自殺念慮は数ヶ月で後退し、間もなく職場復帰した。重症うつ病の治療は、ここで本題に入る。問題は再発予防である。うつ状

態の回復時への関わりが極めて重要である。そのように説明して，通院を続けるよう強く勧めた。実は，このケースは過去に数回，他院への通院歴があった。何処も1ヶ月以内で治療中断していた。つまり，抑うつ状態が薬物で回復すると治療中断し，再発すると受診するという受診行動パターンであった。

　回復時には，大胆で決断力に富み社交的な患者の姿が出現した。名門大学のラグビー部の選手であった過去等，患者の生活歴には輝かしい過去が沢山ある。軽い抑うつ状態に移行しても一貫して見られた人格特性であった。多くの関心があり，手を広げて熱中しては過労で倒れるという生活パターン。それはクレッチメルが記述した循環気質に近い性格特性であった。

　問題は，この行動特性にあった。これに対処するのに，臨床心理士の認知行動心理学的な面接を併用した。再発予防には，患者の関心事を制限しがちであるが，それでは患者が身動きがとれなくなる。過労による神経性疲労から再発へと発展しないように観察する。前駆的な非特異的症状があれば，それを一種の再発マーカーとして，患者自身と共に観察する。こうして，行動変容を計る。

2．うつ病の病理

　うつ病に特異的な原因は不明である。典型的なうつ病では，生命エネルギーの低下と病的自責が主症状となる。両者の間には一種の悪循環が生じる。面接法では，この悪循環への対処が治療的ターゲットとなる。

原因 ──── ? ────▶ 　生命エネルギーの低下　◀──▶ 　病的自責

　ここで,「生命エネルギーの障害」という言葉を用いたのは,上記ケースのような印象を表現するためである。面接で「生気がない」と感じたら,それが,生命エネルギーの低下である。逆に,「異様に生気が亢進している」と感じたら,それが生命エネルギーの亢進である。どちらも,面接者が患者を診たときに感じる全体的印象である。その印象を,ここでは「うつ病らしさ」,「躁病らしさ」と表現する。そして,前者を**抑うつ状態 depressive state**,後者を**躁状態 manic state** という。

　ここで「うつ病らしさ」と「躁病らしさ」という言葉を用いたのを驚かれるであろう。精神科医は,H.C. Rümke の「分裂病らしさ Praecoxgefühl」を連想するはずである。「分裂病らしさ」の有無については,色々に議論され結論はない。私は,ここで「らしさ」という言葉を,「全体の把握」,対象ゲシュタルトの直感的把握という意味に用いた。それは直感的把握であるから言語的には定義不能で,鋭いことも,偏見にすぎないこともある。

　以下では,主として,抑うつ状態について説明する。それが分かれば躁状態は,自ずと想像がつくであろう。

(理論:「らしさ」と全体把握)
　「らしさ」とは直感であり,全体把握である。ヤスペルスは全体把握と個別的事実のダイナミズムの間には,解釈学的循環が在ると想定し,そこに,人間理解を論じた。DSM の操作的診断,抑うつスケールは,一つの個別的事実にすぎない。これらのツールで得た所見は,臨床における解釈学的循環の中に投げ入れられて,初めて,生きたものとなる。その時に全体の直感的把握が作動しなければ,解釈のダイ

ナミズムは生じない。生きた患者を理解することは出来ない。

さて,「うつ病らしさ」とは,異様に生気がなく制止が強い状態である。この範囲では,生命エネルギーの低下と表現するにふさわしい。これを**基底気分の低下**と名付ける。しかし,これは一見した印象である。実は,「うつ病らしさ」を特徴づけるには,もう一つ重要な所見がある。激しい怒りや破壊の感情を内に秘めていることである。それが病的罪悪感である。しかも,その罪悪感は頑強で独断的である。うつ病に固有な性格傾向が想定されるのである。これが単なる生命エネルギー低下症状に,鬱屈した色彩を与える。

つまり,「うつ病らしさ」は,実は,二つのエネルギー状態から成る。

1) **基底気分の低下**
2) **病的罪悪感**と,その背後に秘められた**破壊的エネルギー**

うつ病の症状は一般に生命エネルギーの制止症状として記述しうる。しかし,病的自責には,膨大な破壊的エネルギーが秘められている。この意味では,うつ病は制止的メカニズムの中に,自責という膨大なエネルギーのマグマが胎動している特異な状態と記述した方が正確であろう。

大切な人を失った場合,普通は,悲哀反応(喪)を示す。ところが,哀しむことすら許せない自分が居るなら,**悲哀不能**となる。そして休むことすら許せない。**休息不能**である。自己の奥深くに秘められた破壊衝動,内向化した無気味な怒り,それが破壊的エ

ネルギーである。「許せない」自分，頑なな罪悪感，この点が，うつ病患者を理解するポイントである。

3. 基底気分の障害

　感情や気分は明確な形を持たない。混乱を避けるためには，一応の定義が必要となる。知覚の諸現象，欲求と意志作用には属さない「心的なもの」を，感情，情動や気分という。それは把握しがたく，分析から漏れやすいものである。

　まずは，感情，情動，気分を区別する。**感情 affect** とは，個々の独立な基本的な心の動きを指す。これに対して，**情動 emotion** とは，今の瞬間の複雑な感情で，激しい身体随伴症状を伴うものを指す。**気分 mood** は比較的長く続く内的状態であり，精神生活に特別の色彩を与えるものである。

　「気分障害」という時，問題となるのは精神生活の基底にあり，その全体に持続的に色彩を与える基底気分のことである。これを「躁」と「うつ」という両極から記述したのが**気分障害**である。

　大きなダムに水が湛えられている光景を思い浮かべて欲しい。水面は常に細波で揺れている。しかし，水位そのものは長い時間をかけて，ゆっくりと上下する。この水位のことを，シュナイダーは**基底気分**と名付けた。「生命エネルギー」とは，基底気分を直感的に表現したものである。一方，日常語で気分というと，「気分屋」，「ルンルン気分」というように，一時的な感情状態を指す場合が多い。これは，水面の細波のことである。

基底気分は，総ての心的現象に彩りを与える。ただし，これは説明概念であり，臨床で直接，基底気分を観察し測定するのは困難である。従って，これについては，日常的な意味での気分，意志，思考，行動の全体を観察して記載するのが通例である。

	うつ状態	躁状態
気分	抑うつ気分	爽快気分
意志	意欲減退	意欲亢進
思考	思考制止	観念奔逸
行動	行動制止	行為心迫

症状には，情報としての質が高いものと低いものがある。**現実に観察し確認できる症状の方**が確かな所見である。これを前提として，以下に各症状を説明する。

1) 抑うつ気分 depressive mood

気分の低下が抑うつ気分であり，高揚が**爽快気分 cheerfulness** である。抑うつ気分は重要所見であるが，視覚で確認できない所見であり，かつ，気分は明確な対象を持たないため，精度の高い情報とは言いがたい。患者が「ゆううつだ」と語っただけでは，臨床家は「抑うつ気分あり」と記述しない。「ゆううつだ」と感じ得るのは，心が健康に作動している証拠でもある。健常者にも，深刻な「ゆううつ」は存在する。特に，臨床的配慮を要するものであり，症状的なものだとする証拠は何処にあるか。答え

は，容易ではない。

「非常にゆううつ」と語ったとする。その場合でさえ，本人の中で以前の自分と比べて抑うつ気分が強いと語っているに過ぎない。この場合は，せいぜい本人のスタンダードからの判断であり，気分変動があることを語るに過ぎない。「ゆううつ」気分の持続期間を聞けば，より多くの所見が得られるかも知れない。しかし，躁状態の人に不用意に「どんな気分か」と聞けば，「これが本来の気分だ」と怒られる。患者が「ゆううつ」と訴えなくとも，沈鬱な表情，うなだれた頭，力無く垂れた両肩，重い語り口を見れば，臨床家は重度な抑うつ気分の存在を考えるであろう。

抑うつ気分という症状は，結局は，面接者の総合判断であり，「うつ病らしさ」に限りなく近い。明確に把握する手段がない。

2) 意欲減退（無気力）hypobulia

「気力が出ない」，「何もやる気しない」というのが**意欲低下**である。**意志の発動そのものが低下**することである。躁状態では逆に，**意欲亢進 hyperbulia** が認められる。それは衝動的でまとまりに欠く意志の切迫を特徴とする。

面接の場では自発語がどの程度あるか，治療者への質問等，具体的な意志行為が見受けられるかという点で，或る程度は確認できる。面接者が黙っていると，重度のうつ病では黙ったままで身動きもしない。

気分と同じ主観的なものであるが，意志は具体的な対象に向かう心の動きである。この点で，面接によって具体的に確認しやすい。但し，意欲低下が疑われる場合，面接者が会話を引き出す工夫が必要がある。以下の例では，面接者が，具体的な意志行為を

さりげなく列挙して問うているのは,そのためである。

『1日,何をしているのですか』「何もしていません」
『散歩や買い物には出ることは出来ますか』「その気にならないのです。何もする気にならないから,蒲団の中で1日寝ています」
『蒲団の中で眠っているのですか,考えているのですか』「眠れないで考えています」
『自分を責めているのですか』「ええ,自分が駄目だということばかり考えています。私には将来がないということを。」

3) 思考制止 subjective retardation
「頭が働かない」,「何も考えられなくなった」という訴えを,**(主観的)思考制止**という。うつ状態の重要な所見である。これは思考の連鎖が滞って自然に思考のストーリーが展開しない状態を指す。この逆に,躁状態では思考が早く回転しすぎて人がついていけない。**観念奔逸 flight of ideas** という。

思考制止は主観的なものであるが,面接によって直接,確認できる。治療者が通常のペースで話していると,患者は直ぐに当惑するからである。思考の流れが制止し,他者に追いつかないのである。

『私の質問が分かりますか』「早すぎて,ついて行けません」

この点が確認できたら,それ以降の会話は当然,患者の思考ペースに合わせることになる。思考制止の詳細については,生活上の具体的テーマで確認する。

『テレビを見ることが出来ますか』「見ても分からないです。画面が変わった時に，次の画面を追えない。ストーリーが追えない。だから，テレビを見るのは辛いです」

『新聞は読めるのですか』「1行読んで分かっても，次の行に移ると，もう前の行のことを忘れてしまう。全体のストーリーの流れを追うことが出来ません」

新聞とテレビは何処の家にもあるので，思考制止の程度を判定するのに格好な測定ツールとなる。普段，何気なく読んでいた新聞の文章の行間を読み取ることが出来ない。健康な時には，馬鹿にしていたバラエティ番組ですら，いや，そのような「軽い」番組こそが，画面間の飛躍が多くて困難になる。ニュースのような硬い情報の方が追いやすい。

詳細な症状聴取は，それ自体が，詳細な生活理解である。

「自分は駄目になった」と絶望する患者に向かって，『あなたは大丈夫です』と反応すれば，患者は「理解されない」と感じるだけである。患者が「頭が働かない」のは事実だからである。従って，『思考制止はうつ病の症状である。それは一時的なものであり，回復する。休息が必要であるし，薬物にも反応する』と説明すること自体が，重要な治療的意味を持つ。

詳細な症状聴取は，それ自体，心のサポートになる。

4）行動制止 retardation

行動が滞り遅くなる状態が**行動制止**である。この逆に，躁状態では，次々と実行したいことが迫ってくる。**行為心迫 Tatendrang**（独）であり，その実行が妨げられると容易に**刺激的 ir-**

ritable になって苛立つ。気分，思考，意志は心的出来事であり，直接，観察できないが，行動制止は面接室で直接観察できる唯一の所見である。それ故に，診断学的に重要な指標である。

制止が観察されると，それは重度抑うつ状態を示す所見となる。しかし，私自身はこの所見を取るのが苦手である。対話的な面接法に馴染んでいるためか，すぐに自然な会話に入ってしまう。そうすると行動制止，思考制止は見え難くなる。客観観察と，くつろげる面接。両立させるのは難しい。

なお，retardation は「遅延する，遅れる」の意味である。私個人は「遅延」と訳した方が現象に合っていると思う。しかし，ここでは慣例に従って制止と訳した。ドイツ語では Hemmung である。遅延，遅滞，抑制，制止。うつ状態は単なるスローダウンか，強い内的抑制の結果か。現象記述語にまで，病因についての本質的議論が含まれている。

4．重症うつ病の症候学

ここでいう「重症うつ病」は，古典的には，内因性うつ病といい，ICD-10 では「重症うつ病エピソード」といい，DSM-IVでは「大うつ病」と呼ばれる。それは，「うつ病」の中核群である。

うつ状態の症候論は生活上の問題から理解すると分かりやすい。第一には，日常的生活能力の低下である。制止がその主たる所見である。第二に，自殺の危険である。制止が強くなくとも，うつ病の三大妄想と強い焦燥感の併存があれば，自殺の危険が高い。

このような理由から，この本では，「うつ病」の中核症状を，以下の四つに整理した。

1) **制止**：思考においては主観的制止，意志においては意欲低下，行動においては行動制止である。それは生命エネルギーの低下の主症状である。
2) **強い焦燥感**：抑うつ状態に何らかの躁的特性が混入すると**混合状態**と呼ぶ。行動制止が余り見られなければ，強い焦燥感が表面化しやすい。自殺企図が行動化しやすい。うつ状態の回復期初期には，焦燥感からの自殺に注意する。
3) **病的自責**：「私は駄目な人間だ」と考えるのは，重症うつ病に特徴的である。うつ病の示す自責は執拗かつ頑強であり，言語的説得で変化し難い。この点で妄想的であり，訂正不能性が高い。背後に，内向した強い怒りと攻撃心が存在するからである。
4) **抑うつ妄想**：病的自責から，うつ病の三大妄想への道は近い。自分が駄目な理由として，「取り返しのつかない罪を犯している」と信じるのが**罪業妄想**である。「不治の疾病を病んでいる」と信じるのが**心気妄想**である。「もう生活が破綻している」と信じるのが**貧困妄想**である。これらが妄想的な色彩を強めるのは，病的自責に見られる訂正不能性に裏付けられているからである。

以上，制止と病的自責を合わせれば，典型的な，制止型の重症うつ病の姿が得られる。一方，激しい焦燥感と病的自責が組み合わさると，制止の少ない行動化されやすい激症うつ病の姿が浮かび上がる。こうして重症うつ病は，**制止型**と**焦燥型**に分けるのが実務的となる。

5. 精神療法的面接法

　うつ病の治療では抗うつ剤が重要な役割を果たす。しかし，患者が納得しなければ，服薬しないし通院を続けない。うつ病では判断力・決断力が低下する。そのためか，むしろ治療者には論理的説明を求めることが多い。筋道の通った説明を心掛けると良い。

　通常は3ヶ月ぐらいで改善する状態であると告げるのが常識的である。しかし，問題は休養不能であり，その対策には，病的自責について話し合うことを避けられない。そこから，生活上の具体的提案を導き出すためである。**症状の説明は，生活史の中でなされる。**

　『1日，どう過ごしてますか』「何時も蒲団の中で寝ています。でも，眠れないのです」

　『蒲団の中では，いつも頭は働いているのですね』「はい。仕事のこと，将来のこと，家族のことを考えては悲観的になるのです」

　『何をどう考えても，自分は駄目だという結論になるのですね』「はい。私は駄目な人間だと考えてしまいます」

　『悪い結論が出ることは分かっていて，それでも考えるのですね』「はい。考えることを止められないのです」

　『勝手に頭が，悪い方に働いてしまうということですね。それは本当に自由に考えているのではないということですね』「はい。悪い考えが止まらないで困っているのです」

　『そこが病的ですね。』「そうですね……」

　『そこまで分かっているなら，蒲団の中にいないで，どうやれば気が紛れるかを二人で工夫しましょう』「はい」

『最初は,散歩か買い物ですかね。』「出来るでしょうかね……」

　面接の一つ一つの会話は,すべてが精神療法的検討を要する。それは,どの疾患でも同じである。突然,心的世界に土足で踏み込むことは,単なる無神経であって,精神療法とは無関係な愚行である。

　症候学的な会話が具体的ならば,当然,患者の生活についての会話になる。そのような対話が臨床の基本である。つまり患者のライフスタイルに応じて,具体的な症候学的な問い掛けが出来ることは,治療者が自分を「よく見てくれる」という信頼感を患者に与える。

　いずれ,重症うつ病の心的事実の世界に切り込む必要があるかも知れない。しかし,信頼感が出来る前に,それを行うことは極めて危険である。何故なら,そこには秘められた破壊衝動が待ち受けているからである。

　適切な観察,そして患者の生活との関連づけ。そのような大きな枠の中で患者と話し合う技法を身に付けた遙か後に,フロイトの精神分析のような特殊な思考法が,実は,示唆的な智慧の宝庫に見えてくる。フロイトの症状解釈は一見突飛であるが,実は,その本質は,症状の中から,「生」のストーリーを解読する技法なのである。

　次に,面接で治療的ストーリーを解読するためのヒントを,私なりに要約してみた。
①**症候学要点**:うつ病では,生活エネルギー低下の中に病的自責

というトゲがある。

②**心理学的問題**：病的自責の背後には，隠された憎悪，怒り，破壊などの不気味で未分化な感情がある。それを隠すように頑なな自我がある。

自責の背後には，**絶望**のテーマがある。絶望が苦痛なのは，そこに一抹の希望が含まれている時である。「希望を持つこと」，「何かを信じること」が痛い。「また，将来に期待してしまった。私は愚かだった。私は希望を持ってはいけない人間なのだ」と自分に言い聞かせる。「未来に開かれた自分」を失うことは，自己を安全地帯に置くことである。自己防衛でもある。不用意に，希望を持つように励ますことが危険なのは，このためである。

内に蓄積したエネルギーは強力，かつ未分化である。フロイトは，これを**破壊欲動**，または，「**死の欲動 death drive**」と名付けた。破壊衝動と自責には悪循環が成立する。それが内に暴発すれば自殺となり，外に暴発すれば事件化する。そのような無気味な破壊エネルギーを患者自身が感じ，ジッと耐えている。だから，自我は外的働き掛けから閉鎖的で，頑なのである。

「自殺は攻撃性の内向である」という安易な精神分析的理解が流布する。そして，『もっと自己を表現するように』と安易に働き掛ける治療者がいる。これは最も危険である。フロイト理論はそれ程，単純ではない。

③**生と死の問題**：「労働か，しからずんば死か」という二律背反がある。「生か死か」の二律背反は，絶望と希望の二律背反でもある。患者は「仕事ができない。仕事の出来る自分が失われた」と訴える。それが絶望のテーマである。薬物療法で自責から改善しても，このパターンは変化しない。従って，うつ状態の改善時，如何に労働と休息の和解を図るかが面接での重要なテーマとなる。

④**治癒過程**：絶望から，**空虚感，退屈感へと変化する**。生と死の二律背反から抜け出すのは，破壊衝動が後退する時である。その時，患者は強い**空虚感**を体験する。初めて，生きながらの死を体験する。そして，「私の生き方は何だったのか」と語り始める。その後，長い時を経て，空虚感の訴えが「退屈」という言葉に変わった頃，一種の「開け」の心境が語られる。そして，異口同音のように，「あの体験は私には必要な体験であった。それまでの自分は如何につまらない人間であったか」としみじみと語るようになる。治療者も体験したことのないような貴重な心的世界を語ってくれるのは，この頃である。そして，あの頑なさは病的な性格変化であったと，治療者は思うようになる。

⑤**うつ病の神経症化**：うつ病が何らかの原因で長期化することを遷延化という。その中でも，頭痛，めまいなどの身体的症状が前景に出て長期化することが少なくない。これをうつ病の神経症化という。うつ状態を脱出しても，状況は容易に改善しないし，まだ，自責のトゲが残っている。この時，身体症状への「こだわり」が出現する。私は早めに，このことを患者と話し合うよう心掛ける。うつ病が神経症化する危険性と苦痛について説明し，「こだわり」，「頑なさ」が予想以上に生活を左右する危険なものであることを話し合う。

　産業メンタルヘルスでは，特に，ここが問題になる。うつ病の自殺の賠償が裁判で認められた。職場では「無理をさせてはならない」という文化が生まれている。本人の治療的努力とは，死を掛けた労働への闘いであり，休息不能である。この時，単に保護的環境だけ与えれば，うつ状態は身体症状に置き換わる。うつ病の神経症化は本人にとって新しい苦痛である。これを避けるには，復職プログラムに神経症化予防策を加える他にないが，その前に，

スタッフ側にある「休ませれば治る」という安易なうつ病理解を正す必要がある。

(理論：うつ病による自殺と賠償裁判)

近年，産業保健では過労死裁判において，「うつ病」による自殺も賠償が認定されるようになった。しかし，判決で用いられる「うつ病」の診断名は，医学的概念と微妙に食い違う。業務加重による自殺と立件したいならば，「反応性のうつ状態」と診断した方が，医学的には因果関係は明白なはずである。ところが弁護士は「うつ病」という診断名を好む。確かに，判例はそうなっている。反応性の概念は神経症論に属し，責任問題を証明するのに裁判技法上，不利になる。その歴史が反映しているのであろう。臨床医から企業に出される診断書も，「うつ病」の方が無難なことが多い。

論理的には，これは奇妙である。医学的にいえば，「うつ病」は原因不明であり，自殺の原因は不明であると，裁判では指摘されるはずである。しかし，裁判が求める証拠は医学的な因果関係ではなく，自殺の社会的責任の所在を決定するためのものであり，社会生活での良識的な範囲での「歴史的証明」で十分であるという前述の前提がある。「うつ病」の診断が，その一つとして認められたということであろう。

精神疾患の診断名が社会に提示された時，どのように社会が反応するか。それは医学的知識からは予測できない面がある。社会の偏見が関係するからだ。精神疾患の労災認定に合理的に対応できる新しい精神疾病論的研究が必要となっている。

6. 臨床のサブタイプ

1) 中核群

臨床的には，先ずは，疾病特異性の高い状態から説明するのが

妥当であろう。中核群は，古典的には躁状態とうつ状態を繰り返す躁うつ病，つまり，**双極性疾患（F31）**である。うつ状態のみを繰り返す**単相性うつ病（F32.2）**も，これに含まれる。

　重症うつ病は抗うつ剤に良く反応し，簡単に躁転する。重要なのは，回復時の状態である。上記のケースでは，極めて，行動的で大胆な生活設計をする行動パターンが出現した。それは，一時的には軽躁状態の様相を示した。回復時に分かることは，中間的な状態像が存在せず，行動的か無気力かという双極構造を示す点である。重症うつ病は臨床的に単相性であっても，何らかの意味で，双極的構造を持つ。そして単発か多発かの区別も又，無意味である。再発しないように努力するが再発することは少なくない。もし再発しても，それを重要な治療契機にできるかという視点の方が重要，かつ実践的である。もし，治療が成功し，再発しなければ，単発性うつ病と名付けるというのでは，治療を見失っている。

2）辺縁群

　中核群の周りに辺縁群がある。

①重症度が異なるケースの表記法

　うつ病の重症度が軽くなると，**中等度うつ病（F32.1），軽症うつ病（うつ状態：F32.0）**となる。そして，軽症うつ病に向かうに従って，前述の神経性過労の症状と，殆ど重なってくる。軽うつ状態と神経性過労は区別できない。細分類に拘るのは意味がない。全体的な症状の構造を見る方が臨床的である。ここでも**神経性疲労は総ての精神疾患の基礎にある**。その上に疾病特異的な対応が求められるにすぎない。

重症うつ病 ← 中等度うつ病 ← 軽症うつ病（うつ状態）
← 神経性疲労状態

②他の特異的疾患と混合した特徴を示すケースの表記法

　症状がうつ病の特徴を示しながら，他の特異的疾患の症状も示す場合である。疾病特異的症状は疾病性を表すのであるから，それが混合するということは，予想外の病因が作動していることを示唆する。つまり，混合例では，症候論的な理解に，複眼視的な視点が必要なことを意味する。

　分裂感情障害（F25）：うつ病の症状に，統合失調症の症状が混在し，どちらとも診断が付けがたいケースがある。歴史的には，これは**非定型精神病**と呼ばれた。かつては統合失調症と躁うつ病は併存し得ないと考えられていた。その混合型が存在するとして提示された概念である。この領域での病理学的研究は，その後，大きな展開を示していない。

　ICD-10 では**分裂感情障害 schizoaffective disorder** と呼んで，統合失調症圏に入れている。境界にあるのだから，躁うつ病圏に入れても良いはずであるが，分類統計では，他施設，他国との比較という目的があるから，定められた位置に置くことが大事である。

　むしろ，大事なことは，二つの特異的疾患の境界的症状を示すということは，一人の人間の中に，二つの異なったものが併存することである。そのような現象が起きる理由を探ることが，その人間を理解することであり，その努力が臨床診断である。分裂感情障害と診断したとして，抗うつ剤と抗精神病薬を併用するというのでは，余りに安易である。少なくとも EBM 上は支持されていない。疾病分類に当てはめても，それは臨床診断の出発点に過

ぎない。明確な根拠のない多剤併用は避けねばならない。

神経症性うつ病 neurotic depression：ICD-10 では**気分変調症 dysthymia（F34.1）**に含まれている。しかし，実際には，うつ状態は余り重度ではなく，本人の几帳面で神経質な性格が問題な症例である。森田神経質は，これと類縁である。

7. トピックス

1) 悲哀反応

愛する者を失ったとき哀しみ落ち込み脱力感を味わうのは通常の反応である。これを**喪 mourning** という。日本では，初七日，四十九日，一周忌，三回忌というセレモニーがあり，これは喪から回復する時間的経過を見事に反映したものである。悲哀反応を起こす出来事は，失恋，仕事上の挫折等，いろいろある。

悲しむべき時は悲しむ，苦しむべき時は苦しむ，喜ぶべき時は喜ぶということは自然である。生きる苦悩が如何に重く深いものであっても，それと疾病性は異なる。悲哀反応は正常の反応であるから，これと比較することによって，うつ病の精神病理学が発展した。**悲哀不能**という言葉で，うつ病の病理性を表現し得たのも，この比較によってである。フロイトが晩年，うつ病の精神病理に取り組んだのも，二つを比較した論文，「悲哀とメランコリー」であった。彼の理論は，そこで基本的変革を体験し，破壊欲動なる概念を作り出した。悲哀反応はうつ病研究の原点にある。

2) うつ病患者の性格特性

うつ病の病前性格としては，三つのタイプが指摘されている。

E. クレッチメルは社交的，開放的，情があり，ユーモアがある実務家を**循環気質 cyclothymia** と名付けた。一方，H. テレンバッハは几帳面，勤勉な**秩序好き Ordentlichkeit**（独）を描いた。また，下田光造は凝り性で几帳面な**執着性格**を指摘した。ただし，罪悪感と関連して，他人の言うことを聞かず，自分の価値観から離れようとしない**頑なさ，独断的傾向**が見られることが多い。うつ病論は単なる「落ち込み」のように美化されることが多いが，むしろ，この頑なさこそ，治療者を困難に追い込むことは要注意である。

性格特性は多次元的なものと考えるのが自然なので，幾つもの次元が色々な程度に重なり合って，性格因となり，うつ病の悪循環を生ずると理解したい。几帳面な性格傾向は，神経症うつ病の性格傾向とも近似する。厳密には，総ての精神疾患について，病前性格研究は，後ろ向き研究としてのバイアスから逃れることは出来ない。病前性格を見ているつもりが，発病によって変容した性格傾向を見ている可能性が常にある。性格論は治療上のアイディアにつながるならば意味があるが，そうでないときは単なる先入観になりやすい。無批判に受け入れるのは危険である。

III. 神経症性の疾患群

neurotic illnesses　　　ICD-10分類　F4コード

1. 症例　N子　女性　40歳　自営業

　あざやかなワンピースを着て，一人で来院した。はなやかな服装とは対照的に，憔悴した表情で，うつむきがちでありながら，けっして崩さぬ姿勢には過度な気づかいを感じさせる。会話の端々に，ふっと自嘲的な笑いをうかべては，治療者に対して，「迷惑をかけてすまない」と繰り返す。

　発症は1ヶ月前である。自分が経営している喫茶店の従業員と口論し，その数日後，「もうこの従業員は解雇しなくてはならない」と考えていた。その時，体から血がひいて心臓がしめつけられ動悸がした。突然，「死ぬのではないか」という不安に襲われ全身発作をおこした。救急車でも病院でも「神経からなる」とか「ヒステリー症状」といっているのを聞いた。その後，近医で精神的な病気といわれたのが当科受診の契機になっていた。

　数回の全身発作，及び，四肢，特に左上肢の知覚障害（シビレ感），心臓がしめつけられる感じが主症状であった。神経学的には，全身に対称性の反射亢進と，左腕全体に肩関節から手関節にいたる知覚過敏と異常知覚（シビレ感）が確認された。その他の異常所見はなく，生化学的検査，脳波には異常所見がない。

2. 神経症の病理

　心的メカニズムの障害が主症状であれば、神経症と呼ぶ。神経症の患者と接した全体的印象を、「神経症らしさ」と呼ぶならば、まずは、神経症の患者は三重の意味で「健常者」の印象を与える。ここが、うつ病や統合失調症とは異なる。

　第一に、訴えられる症状は、頭痛とか、不安とか誰でも経験のある非特異的症状である。

　第二に、患者は症状を自分の人格外のものとして対象化して話題にすることが出来る。症状と人格の間に距離感がある。この特性は、統合失調症やうつ病では稀である。

　第三に、患者自身、神経症症状が如何に人を悩ます力を持つかを知らず、むしろ、症状を軽く見ている。

　神経症治療のポイントは、**神経症症状が示す強い病理性**にある。一見、健常な自我を持った者が、「分かって欲しい」と訴えるため、訴えを聞いた人は、「分かった」気になって、簡単にアドバイスできそうな気がする。そこで、薬物療法、精神療法、行動療法によって治療できると保証する。治療者も、つい、症状を甘く見てしまう。要するに、神経症は一見、了解可能性が高いため、了解不能性が見落されやすい。

　　原因 ─────? ────→　　症状 ←→　「とらわれ」の心理

　心的メカニズムの障害を大きく二つに分ける。**発症契機と「とらわれ」の心理**である。
　　　一過性の軽症例　＝　発症契機
　　　慢性・重症例　　＝　発症契機　＋　「とらわれ」の心理

心的メカニズム障害の一つは，**正常な身体的・精神的機能が本人の意志によるコントロールを脱する**ことである。強い情動不安，身体的疲労等が発症契機となる。これは一過性で消失することが多い。

　第二のメカニズムは，上記の平凡な症状を固定化・慢性化させる心理的メカニズムである。これを**「とらわれ」の心理**という。慢性重症例では自分で症状を治そうとして，信じられないほどの多くの努力をする。しかし，その努力が，悪循環を生み，「とらわれ」の心理を生み，結果的に症状を固定させてしまう。

　なお上記のケースは，古典的なヒステリー研究で記述されたケースとよく似ている。歴史的に見ると，神経症研究の中核にはヒステリー研究があった。今，シャルコーやフロイトが観察記述したような古典的ヒステリーの報告例は少ない。これは，症例が減ったということよりも，ヒステリーという診断名が女性の子宮に語源を持ち，女性への差別語として，医学から排除されたからである。しかし，ヒステリー研究で蓄積された智慧は，現代の神経症論の基礎となっている。

3．心的メカニズムの障害

1）心的メカニズムの現象学

　神経症では，人間の意志行為の一部が選択的に障害される。本来，正常にある身体的・心理的働きが，本人の意志によってコントロールできなくなる。この点を説明する。

　意志行為についてはヤスペルスもフロイトも，ほぼ，同じよう

な定式化を行っている。つまり、人を内面から駆り立てる心的力が、まだ動機と方向のない一次的な衝動であるとき、これを**心迫 impulsion** という。心迫が無意識裡の目標に向かうならば、**欲動 drive** である。一方、**意志 will** には意識された目的表象がある。さらに、そこには「私はこうする」という**能動性**の意識があり、そこに選択と決断の意識が生ずる。

　　心迫　→　欲動　→　意志

つまり、意志行為の発現を現象学的に定式化して、「目的を持たないで量のみ」、「量と無意識の方向性を持つ」、「量と意識的な方向性を持つ」と三分し、それぞれを**心迫・欲動・意志**と名付けたことになる。

2）心的メカニズムの障害

このことから、幾つかの病的現象が説明可能になる。もし欲動が意志の介入なしに行為に直接、移されるならば、それは**欲動行為**と呼ばれる。もし随意的に導かれるはずの精神生活の局面で、随意性の意識が失われ、自分の人格に矛盾すると感じられた、ばかばかしい欲動行為を行うならば、それは**強迫行為**と呼ばれる。

意志行為に彩りを与える感情で、ここに、特に重要となるのは、**不安 anxiety** と**恐怖 fear** である。不安は対象がなく、恐怖は対象に向けられる。共に、身体的随伴症状、特に自律神経系の反応を伴う。

神経症症状は、基本的に、**対象と場に選択的な人格反応**である。要するに、発病状況と人格が鍵と鍵穴のように対応している。これを K. シュナイダーは心因反応と呼び、ヤスペルスは体験反応

と呼んだ。つまり，神経症の原因は，一般に，状況因と性格因の二つから理解される。

3）神経症性疾患と，躁うつ病・統合失調症との差異

躁うつ病では生命エネルギー，つまり気分，情動，感情が障害される。神経症では意志の動きが障害される。両者の関係を，自動車のメカニズムで説明するならば，前者は燃料，エンジン等のエネルギー系であり，後者はハンドルからタイ・ロッドに至るコントロール系である。

統合失調症では，私たちが共有しているはずの現実，そのものが共有できない。躁うつ病では人格全体の基底が病む。共に，本人にとっては，症状と人格が区別つかず，客観的な判断力を失う時がある。従って，必要時に患者保護するのも治療者の責任となる。

これに対して，神経症では症状と人格は一体化しない。患者は症状を対象化して見ることが出来る。重症例でも，自分の行動には自分で責任を持つ他にない人たちである。原則としては，治療者が出来るのは，対等な話し合いだけである。

4．精神療法的面接法

かつて，私が薬物の効果判定を学んでいた時，偽薬（プラセボー）効果の大きさに驚いていると，臨床薬理学の先生が言った言葉が印象的であった。

「君はプラセボー効果を何と考えているのかね。医師との信頼関係，それらが如何に治療効果に影響するかが，そこに現れてい

るのだよ。それは精神療法的効果のことだよ」

　神経症の治療は,「不思議の国のアリス」になぞらえて,「誰でもが勝つゲームである」といわれる。如何なる学派の治療方法を用いても, 基本的には同程度は改善する。

治療者は, 患者のことを「分かっている」と思い込みやすい。

　「神経症を見られない治療者」がいる。心理的葛藤が症状の中に透けて見える。しかも, 患者は「もっと分かって欲しい」という態度をとる。治療者はつい, 患者を早わかりしてしまい, 患者を分かった気になる。こうして治療者は患者の病理に取り込まれる。注意すべき点である。神経症症状の早わかりは危険である。それは患者の恥の意識を刺激し, 秘かに傷つくからである。早わかりは患者にとっては人格的軽蔑を意味する。

患者を判断力ある大人として, 適切な治療的距離を保つことが基本である。

　症状を甘く見ない。容易に治せるという誇大広告をしない。重症例ですら, 症状を治せるのは患者自身しかいない。治療者は, 本人の試みを支えるだけである。そのような基本姿勢を保つことが大事である。
　これを大前提として, 神経症の面接について, 発症初期と慢性, 難治例とに分けて説明する。

1) 発症初期
　発症初期では,「とらわれ」の心理は強くない。ほとんどのケ

ースは，一過性であり，日常的な心の相談と抗不安薬によって改善する。発症初期には，仕事や学業に関連した神経性疲労が改善すれば，症状も改善する。要するに，医療以前の企業の相談活動，学校の精神保健活動で既に対応できているし，特別，専門的な治療技法もいらない。神経性疲労，軽度うつ状態，軽度の神経症症状は，大幅に重なり合って明確な区別はない。一過性で治癒する群である。この群を細かく疾病分類しようとする試みは，多くの場合，机上の空論に留まり滑稽なものになりやすい。

　初期神経症の注意点は，①対応としては神経性疲労の**自然治癒を助けること**が主である。②**症状が自分の意志でコントロールできなくなったことに強い困惑を示す**ので，この困惑から「とらわれ」の心理に発展しないように話し合う。

　見落とされがちであるが，初発時には神経症患者は自分の症状を甘く見る。「1ヶ月後に結婚式で外国旅行したいから，それまでに治したい」などと訴える。その時は，抗不安薬に頼る他にない。しかし，それは仮の対応である。安易に訴える人は，症状が消えないと不満を言う人でもある。「また症状が出るのではないか」と不安で，それが暗示となって症状が悪化する。この点を予め話し合っておく。そうすれば，「症状が改善しないのは，薬物が無効であり，治療が悪いからだ」と患者が不満に思うのを避けられる。

　『あなたの要求に応えるのは極めて難しい。あなた自身が思い通りに出来ないと訴えているのは，あなたの心の動きでしょう。それを治療者が簡単にコントロールできると思うのですか』

　私は，そう問いかける。

2) 重症神経症

「神経症なら治せる」。そんな考え違いをする治療者が多すぎる。神経症症状は，一見，分かりやすい。治せると思って深入りし肩に力が入る。そして治療関係がこじれて，人格障害の診断名を付けて唐突に放り出す。その結果，患者は神経症症状に加えて，医療不信で悩むことになる。

『その症状は，私には簡単に治せない。医療に決め手はない。でも，一般には，神経症は自然治癒する。時間が経てば自然に治っていくと思う。それまで付き合うことは出来ますよ』と，私は言う。そのような前提で治療を開始した方が，治療が上手く行きやすい。

ただし，何度，見ても，大変なのが重症神経症である。そして，幾ら経験を積んでも，同じ症状を限りなく訴えられるとウンザリする。重症神経症は，このような否定的感情を治療者の中に起こしやすい。若い治療者は，それを性格上の問題と感じるのであろう。このような否定的感情に戸惑うであろう。しかし，**患者と接して否定的感情を得たとすれば，それは常に重要な所見である**。それを治療に生かせるようになったら，一人前の精神療法家である。

①「とらわれ」の心理

これが重症神経症の治療のターゲットとなる。この言葉をキーワードにしたのは，勿論，森田正馬にヒントを得たからである。精神科医ならば誰でも知っていることだが，私流の簡略化した説明を許していただきたい。

耳鳴り，頭痛等の症状は気を付けて自己観察すると誰にでも多少はある。しかし，それを気にして，集中していると，次第に，その症状が大きく感じてくる。それが，「とらわれ」である。内

省的で神経質な性格傾向と症状の悪循環を**精神交互作用**と森田は呼んだ。症状を治そう，どうにかしようと必死で闘うから，却って，症状にとらわれる。要するに，神経症状との闘いは自己との闘いであって，勝っても負けても自分が滅びるということであろうか。この本では，彼のいう「とらわれ」を拡大解釈して使わせて頂いた。

森田療法は症状に対する不問法や，部屋に籠もる絶対臥辱など，多くの興味深い技法を提示している。関心ある方は，是非とも森田の原典を読むことを勧めたい。本人はそういわれるのを好まなかったらしいが，東洋的自然観の深みを感じさせる書物である。

②サイン解読と心的葛藤

心的葛藤が「とらわれ」を強化する。症状には心理的葛藤が透けて見える。上記ケースでは，腕の神経症状から，「仕事をしたいけれども，これ以上続けるのは限界だ」という葛藤を読み取ることが出来た。このような理解方法を，**サイン解読**という。これは論理的理解ではなくて，直感的理解である。フロイトは，サイン解読を用いた話し合いの技法として，精神分析を提唱した。

上記症例は，全身発作に加えて知覚障害（スティグマ）を示す点で，フロイトが記述した古典的ヒステリー像に近い。この症例でも四肢の知覚異常を精査すると，実際の神経支配とは無関係に分布していることが分かる。フロイトが発見したのは，このような知覚障害が，実は，「腕」，「脚」という概念に一致していることであった。そこで彼は，腕などの概念に患者の病理があると考えた。

この患者でも，左腕は職業上，客への飲み物を運ぶのに最も大切な身体部分であった。その症状は，「もはや私は仕事ができない」ことを意味していた。しかも，患者が慕っていた父が数年前

に脳梗塞で死亡した時の症状が左腕の麻痺であった。こうして左腕の知覚障害は，職業人として生き抜く決意にまで打撃を受けたこと，その背後には依存対象の喪失によるヘルプレスネス（寄る辺なさ）があることが読み取れた。

このような解釈技法が**サイン解読**である。神経症症状を訴えるものと話し合う時，頭の理屈に縛られることなく，その人を理解するのに必要な技法である。

サイン解読の技法は，心的葛藤の解消にむけて，「とらわれ」の心理を解決するための技法である。

このような解釈を読者は如何に感じるであろうか。初めて，このようなケースに接するものは，この解釈が「意外」で面白いと関心を持つであろう。症状に「見え透いた意志」を読み取れることに不思議な印象を得るであろう。このため，神経症患者と接する治療者は，「分かっている」という反応をしがちなのである。

しかし，神経症の患者との面接では，何を分かっているのかを常に自問することが極めて大事である。「仕事がつらい，止めたい」という気持ちの背後に，「これを続けなくてはならない」という強い義務感がある。その両面があるから葛藤が生ずる。患者の意志が，その二つの間で引き裂かれて症状化する。治療の場で患者は依存的である。しかし，本当は依存を恥じ，そのような自分を恥じる。初心者は，ここを見落とす。このような心的葛藤を，土居健郎先生は，「**甘えたくても甘えられない**」心理と記述した。この心理の前半，「甘えたい」だけを早わかりするから，患者の心理が見え透いていると感じ，治療に失敗する。土居は依存欲求，「甘え」の欲求を，人と人とを結びつける基本的欲求と見なした。

そして、依存欲求に対する無意識的罪悪感が問題だと考えた。甘えては「すまない」という心理である。そして彼は、『甘えては何故いけないの』と問うた。他の治療者が「甘え」しか見ない所に、土居は罪悪感を読み取った。罪悪感を治療者が理解するから、患者は人間として理解されたと感じる。患者との信頼関係は、こうして形成される。

③治療者の態度

重症神経症の精神療法のポイントは、治療者が治せると強がらないことである。「甘えたくても甘えられない」人と接すれば、治療者は「助けたいが助けられない」心理を体験する。その心理は治療者にとっても居心地が悪い。そこで、つい、早わかりをしてしまう。重い神経症症状は本人が自力で抜け出す他ない。治療者はそれに付き合うだけである。私は未だに、患者と、「困ったね。どうしたら良いだろう」と頭をひねっている。自信がないスタッフに限って、何々療法と名乗っては自分が治すと力む。こじれると人格障害の診断名を付ける。そんなに無理することはない。自信なければベテランの精神療法家のいるクリニックを紹介すれば良い。精神分析療法、森田療法、認知行動療法などを名乗る専門家は多数いる。受け取ってくれる専門家を見つけられれば大成功である。但し、その後のフォローを適切に行うことは忘れてはならない。

3) 薬への心理的反応

神経症症状を一時、改善することは意外に容易である。暗示が有効だからである。しかし、一寸した暗示的言葉、薬物で改善した後、それに抵抗するように悪化することが多い。薬への慣れもある。しかし、治療者の説明に原因があることも多い。プラセボ

一効果が大であるから,『この薬で症状が消える』と暗示をかける医師がいる。これは危険である。投薬説明によって,薬剤効果への過度な期待を産む。その結果,薬剤と暗示効果によって一時的に改善する。その後,「やはり,この薬は効かない」と**揺り戻し**がくる。不信感が出現する。抗不安薬は,抗うつ剤や抗精神病薬のような症状特異的作用は持たない。重症例では,神経症症状に特効的な薬だという誇大的説明はしない。安易に,症状消去の暗示をかけると信頼関係まで失われる。「とらわれ」の心理に特効的薬物はない。

　臨床薬理の専門家ではないことを前提として,参考までに,抗不安薬についての私の説明を紹介する。

　『大きく人格が変わり,生活を左右するような強い薬は,今のあなたは望んでいないでしょう。神経過労が少しでも軽快し,余計なことを少しでも考えなくなれば,それで大きな前進でしょう。この薬は筋緊張を和らげます。また,同じことを繰り返し悩む回数を低下させます。ですから,1週間飲むと,今の神経過労状態が随分,楽になったと感じるのではないかと思います。そうなったら,自分でもっと考えられるようになるでしょう。そうしたら二人で問題解決に向けて,相談しましょう。薬だけではなくて,あなた自身の生活面での工夫が必要だと思います』

4) 治癒像

　神経症の治癒像は,症状が完全に消えた姿ではない。勘違いしやすい点である。頭痛などは,もともと生体に備わった生理的症状である。それが完全に消えたら生きてはいられない。

　「普段,症状は気にならないし,生活に支障はない。しかし,気を付ければ症状は今もある」

これが「とらわれ」の心理から自由になった状態である。初診時に、「結婚式までに頭痛を治して欲しい」と言って、症状を軽く見る患者に聞かせたい言葉である。

5. 臨床のサブタイプ

1) 心気症 hypochondria（F45）

　頭痛，めまい，関節痛などの自覚症状があるが，身体的検査で，その原因を見付けられない。それにもかかわらず，その症状にとらわれて仕事に集中できない。身体的訴えが主訴であるものを心気症という。うつ病や統合失調症にもよくある訴えである。

　もともと上腹部を心気部といい，産業革命のイギリスにおいて，原因不明の心気部痛が出現したのが心気症という命名の契機であった。後に，それは鉛中毒であったと判明したのが命名理由と記憶するが，定かではない。心気症は「心」や「気」から起こる病気という意味だと理解する人がいるので，念のために付け加えた。

（理論：心因論と転換症状と身体化）

　心の臨床家は，「心」を大切にする。当然のことである。しかし，これが，神経症の原因は「心」にあると信じるようになると，心因論という。これには，社会神経症における **「心因論」の道徳化傾向** と呼ばれる重要な問題がある。社会神経症とは，社会的事件が契機となって発生した神経症である。この点を説明する。

　精神疾患の概念が成立した19世紀末，ヨーロッパ各地で鉄道が引かれた。それは社会保障制度が成立する時期でもあった。多発する列車事故被害者の賠償問題が生じた。明確な客観的所見がないのに身体症状を訴える一群，それは「鉄道脊髄症 railway spine」と呼ばれ，

賠償の是非が問われた。この問題は，第一次大戦の戦争神経症を経過して，「神経症－損害」問題として主題化した。それ以来，戦争神経症，災害神経症など賠償問題において，神経症症状は，常に不安定な位置に置かれた。神経症の心因論は，症状が事故によってではなく，性格因によって生じ，補償対象とはならないことを証明するために用いられた。この点では，心因論は神経症者を賠償目当ての詐病者，精神病質人格者と非難する立場に立った。

心因論が神経症患者への社会的非難に用いられる場合，それは心因論の道徳化傾向と呼ばれた。

K. シュナイダーは，「『心因性』という言葉は器質性身体障害に対立するものを意味している。この対立がなければ，『心因性』というのは，たんに本当でないものとか，こしらえ物とか，故意の，『いつわりの』というような判断，いや評価にすぎない。『心因性』という概念がすでにこのように道徳評価になりさがっている」と指摘した。ヤスペルスも慎重であり，「心因」のかわりに「（体験）反応」という言葉を用いた。

心因論の落とし穴に，どう対処したらよいのか。この点については E. スレイターが，「ヒステリーの診断は，無知に対する偽装であり，臨床的誤りの豊饒な土壌である」と指摘したのは有名である。対応した身体的所見がないことを根拠にして，「心因性」の診断をする傾向を**陰性判断 negative verdict** と呼んで，彼は批判した。臨床検査における陰性所見は陰性を語るのみであって，何ものをも積極的には語り得ない。それは神経症診断の積極的根拠にはならない，という主張であった。実際に，彼は身体疾患なしとされた 112 名の患者を追跡調査し，そこに身体的疾患が異常に高率に出現した事を報告している。

フロイトは実は，この点で慎重であった。たとえば，フロイトのいう転換症状 conversion とは，「心的なものの身体的神経支配への飛躍」と定式化された。そこで彼は，「ヒステリーの症状は精神的なものから発するものなのか，それとも身体的なものから起きるのか……。実際の事態は，そのような二者択一の形には包含しえない。私の見るかぎりヒステリー症状には，どれも心身両面の因子が必要である」と

記し,「身体側からの対応物」の存在を重視した。一種の心身相関論における心と体のパラレリズムを超えることは出来ず,どちらが原因とも言いがたいことを,彼は知っていたのである。つまり,転換概念は飛躍を含む一種の神秘的概念であった。しかし,後進の者は,これを**身体化 somatization** という言葉に不用意に置き換え,神秘性が見失われた。

ヤスペルスもこの点で,同様の意見を記している。彼は「ヒステリー症状」の発生についても,「了解可能なものに現われる意識外機構」の存在を指摘し,「転換そのものを了解できると思うのは思いちがいである」と指摘する。意識の解離症状についても,「変化した意識への切換えは,了解的意図的に暗示や自己暗示によって起こる」,しかし,神経症症状の背後には,大きな未知の領域がある,とする。

重要なことは,**神経症症状は一見,余りにも分かりやすい。その結果,人間としての了解不能性がそこに存在することが見落される。**心の専門家が心因論で早わかりをし,治療上の過剰広告をする。この安易さが心因論の道徳化傾向を生む。人間の了解不能性を見失わないこと,この本の重要テーマである。

次ぎに,頭痛を主訴とする患者の面接を紹介する。私が気を付ける点は,「症状が精神的原因で起きる」という心因性症状の説明は一切しないことである。身体症状を「治せる」という保証もしない。フロイトの影響であろうか。誤読であろうか。転換や身体化という言葉が患者に説明するのに有効な言葉と信じる心の治療者が少なくない。転換概念は中空の言葉であり,中空を多彩な思考が満たせる治療者だけに通じる。「症状が精神的原因で起きたか否か」を患者と議論するのは,治療導入が失敗したことを意味する。心の臨床家にとって,心因論の呪縛はそれ程に強い。一方,「とらわれ」の心的メカニズムは,誰にでも体験的に了解可能であり,論理的であるし,患者も納得しやすい。

『今,頭痛はどうですか』「頭痛は,今もひどいです」

『その原因について,他科で調べましたか』「はい,脳外科で調べて,偏頭痛と言われました。余り体の原因はないとのことです。内科でも同じでした」

『それで,どう考えたのですか』「はい。それで,精神科を受診したのです。でも,まだ,何か脳の病気が在るか心配なのです」

『では,まだ検査を続けますか』「いや,もう,これ以上は無理だと思います」

『では,次ぎに,どうなさる積もりですか』「どうにかならないかと思って,ここに来ました」

『……と言いますと』「脳に異常がないのなら,少しでも,症状が楽になれば良いと思って来たのです」

『そうすると,その症状が気になって仕方ない。気になるのが楽にならないかということで来たのですか』「はい,そうです」

『症状にとらわれているところが楽になりたいのですね』「はい」

面接で,上記のように患者の受診動機を言語化しておくと,その後の治療において,抗不安薬の意味づけ等も容易である。そして,症状への「とらわれ」を中心に面接を展開できる。そして,身体症状の経過を観察し,少しでも問題が生じたら,ためらわず他科での身体的検査を勧める。私が総合病院に勤務していた時も,身体的精査と精神科的面接の両方を一人で請け負うことは避けた。心と体をめぐって,治療の筋道が混乱するからである。

2) 強迫神経症 (F42)

家を出てから,「鍵を閉め忘れなかったか」,「ガス栓を閉め忘

れなかったか」と不安になったことは誰でもある。引き返して確かめたこともあろう。しかし，確かに確認した後，それでも同じ不安が出現し，自分に「大丈夫」と言い聞かせても，さらに，繰り返さなければ「気がすまない」となれば，病的である。そして不合理と頭で分かっても，馬鹿らしい考えが生じてくる。そうなったら**強迫観念 obsessive idea** という。それを行動に移せば**強迫行為 compulsive act** である。

さらに，強迫観念が恐怖の感情と共に発現すれば，これを恐怖症という。不潔を気にして手を洗っている**不潔恐怖 mysophobia** が典型的である。同じ恐怖症という言葉で表現されるものに，**広場恐怖 agoraphobia，閉所恐怖 claustrophobia，対人恐怖 anthrophobia，赤面恐怖 erythrophobia，学校恐怖 schoolphobia** などがある。

いずれも，自分の人格に矛盾すると感じられた，ばかばかしい行為，**非合理性の自覚**がある。性格傾向は**確認癖**であり，強迫症状に特徴的感情は，**「気がすまない」**である。確認しても気がすまないで，確認行為が終わらないのである。

一般的には，依存対象への依存心と攻撃心のアンビバレンツ（両価的感情）。攻撃心のみが無意識へと抑圧され，それが別の対象に投影され強迫症状を生ずると説明される。私もそうであるが，精神分析的指導を受けた者は強迫症状が生き生きと語りかけるように感じて興味をそそられる。しかし，重症例では，強迫行為の改善は容易ではない。入院治療が良い結果に至る保証はない。それ故に，外来で対処しなければならないことが多い。しかし，それこそが大変である。

難治例では，面接の場で強迫症状が止まらなくなり，面接が終

了できなくなる。通常の面接が保てなくなることがある。強迫行為が周囲を**コントロール**するという。**強迫症状の発現は場，人に選択的である**。つまり，対人関係に左右される。むしろ，依存対象に強迫症状が向けられる傾向がある。家族が1日中，確認行為に付き合わされることもある。治療者が症状へ余りにも強い関心を示すと，患者の依存心を刺激する。その結果，治療の場で確認行為を引き出す。特に精神療法を学びたての若い治療者が，必ず留意すべき点である。患者との適正な距離を保つこと。適切な人間的配慮をするが心理的距離を保つ。これこそが難しい。しかし，そう心掛けるのが専門家である。

3) 不安発作 anxiety attack，パニック障害 panic attack（F40, F41）

本来，**身体随伴症状であるはずの交感神経系が，意志への随伴を超えて過反応した状態**と理解できる。乗り物恐怖，会議恐怖ともいうべき恐怖症的傾向が随伴することが多い。非常事態で交感神経刺激症状が出現するのは正常反応である。しかし，職場に行く電車，日常会話で，動悸，発汗，上気し，頭の中が真っ白になり，死ぬのではないかと不安になる。ここまで，過敏な反応をすれば，不安発作である。

これも又，対象と場に選択的な症状である。上記，強迫症状は家族，治療者等，身近な依存的場で出現するのに対して，不安発作は家を一歩出た「世間」という空間で発生しやすい。もし，家族との関係で不安発作が生じる場合には，むしろ，家族内葛藤の問題があると考えた方がよい。

重度になると，発病状況を思い出すだけで発作が起きる。不安自体が**自己暗示**となり発作を誘発する。恐怖対象からの回避行動

が見られる。不安発作は時間と共に消退するが，回避行動は長期化しやすい。きちんとした社会生活を送っているが，電車は乗れないというスタイルで固定化する。本人も以前ほどは悩んではいない。つまり治癒例か，慢性化例か分からないような経過をたどることが多い。

4) 外傷後ストレス障害 post-traumatic stress disorder： PTSD（F43.1）

自然災害，事故，政治的拷問など，ほとんど誰でもが衝撃を受けるような社会的出来事を経験すると，誰にでも生ずるであろう病的な心的反応のことである。全般的な無感覚，外傷場面のフラッシュバックと回避行動などを主徴とする。

近年，心因反応，体験反応，神経症的反応などの言葉を用いなくなった人達に，PTSDという診断名を安易に拡大使用する傾向が見られる。心的ファンタジーと区別のつかないような幼児期の性的外傷の訴え，日常的な出来事への神経症性の反応等では，出来事の外傷性を客観的に証明できない。これは，「だれでもが衝撃を受ける外傷的出来事」が明白に存在する時に限って有効な診断名である。その範囲で用いれば，症状発生の社会的責任を同定するのに役立つ社会的診断名となる。

5) 解離現象 dissociation（F44）

通い慣れた道を考え事をして歩いていて，フッと見上げると風景に見覚えがない。「ここは何処？」，「私は誰？」という状態になる。未視体験（ジャメ・ビュー）である。普通は，一寸，周りを観察すると，正常な現実認識に戻る。しかし，現実への意識の切り替えが起こらなければ意識の解離であり，**心因性健忘（ヒス**

テリー性健忘）である。

　この意識状態に，平常時と異なった人格が出現することがある。成人患者が幼児化したり，他の人格が出現したりすることもある。**二重人格 double personality，多重人格 multiple personality** である。背景に，軽い意識障害（もうろう状態）が認められることが多く，強い情動興奮と薬物等の身体的原因が重なって起きることも少なくない。

IV. 統合失調症（精神分裂病）性の疾患群

schizophrenic illnesses ICD-10 分類　F2コード

1. 症例　S男　男性　20歳　大学生

　病気が改善してから，本人が発病時を回顧して書いた手記である。

　「その頃，私は大変な大事件が起きていると信じていました。

　私が家にいると，窓の外から，『あいつだ』と言う声が聞こえてきました。男の人も女の人も，大人も子供も，口々に私の噂をしていました。普段は，人通りの少ない道なので，驚いて，窓を開けると，皆，素早く隠れてしまい，誰も見つかりません。

　無気味なので家から出ないで生活しました。しかし，食べ物がなくなり買いに出掛ける他にありませんでした。空は曇っているが異様な光を放っていて，車の音，人の声の洪水が私の体に突き刺さるようでした。光と音の洪水の中で，頭が疲れきって，何も考えられません。何時も通っていた道なのに，両側のビルは，そそり立って道に覆い被さって来て，私はつぶされそうでした。私の体は透明で風が素通りしていました。その時，私は何か大変なことが起きている，と直感しました。

　やっと店の前につくと，5人の男の人がヒソヒソと話をしていました。道行く人の中で誰かが，『あいつだ』と言っているのが

聞こえました。私が店に入る時，その中のサングラスの男が私を睨みました。その時，『殺される』と確信しました。

　私の知らない組織が在る。重要で邪悪な任務を果たそうとしている。それに気付いた私を殺そうとしている。そう分かったのです。組織のメンバーは何処にでもいました。でも往来の人たちに混ざり込んでいるので，誰が敵か区別できないのです」

2．統合失調症の病理

　患者と面接した時の印象として，うつ病には「うつ病らしさ」があり，神経症には「神経症らしさ」がある。同じく，「分裂病らしさ」とは，患者と接した時の全体的印象である。それは通常の話し合いが成立しがたい，感情が通いにくいなど，**疎通性 contact，rapport の障害**から治療者が得る印象である。ここでは，その病理を**現実体験の障害**と呼んだ。

　統合失調症では，「これが現実だ」という体験そのものが障害される。つまり，健常者が馴染んでいる現実を，患者は共有できない。これを患者の心の世界からいえば，交流可能な他者が消失したと感じる。つまり，**絶対的孤独と絶対的恐怖感**，時には高揚感の中に患者はいる。

原因 ——— ? ——→　現実体験の障害　←——→　**絶対的孤独・恐怖**

　ここに，今までの精神科教科書に欠けていた概念区分を導入する。臨床診断学を現代的状況にアップデイトするためである。ま

ずは，統合失調症に二つの基本的障害を区別する。**現実体験の障害**と，**生活能力の障害**である。それは症候学的ストーリーと「生」のストーリーの区別に対応する。

   現実体験の障害：精神医学的概念　→　症候学　→　治療
   生活能力の障害：社会医学的概念　→　生活概念　→　生活支援と社会参加

　前者は体験を患者の内面から描いた時に得られる所見であり，患者自身の自己記述によって理解すべきものである。初めに，患者の手記を示したのは，この理由による。後者は障害者の社会復帰と関連した社会医学的概念である。慢性化した患者の一部は生活能力の障害を残す。ここでは障害者の生活支援と社会参加が目的となる。

3．現実体験の障害

　現実体験 Wirklichkeitserleben（独） とはヤスペルスの言葉である。「現実 reality」とは何であろう。それは実在するものである。この本の読者にとって，今，この本を読んで学んでいるということは一つの現実として疑わないであろう。現実はそれ自体存在し，他から誘導できない自明なものとして体験される。ところが，もし，あなたが，「この本には私を中傷するためのメッセージが書かれている」と感じれば，あなたは，既に私たちとは異なった現実を生きていることになる。上記の患者の手記は，そのような内的体験を示している。

現実体験は人の心の基礎にあり，人間の心的活動全体を支える。ここでは，その障害を病的な知覚過敏，幻聴，妄想，自我意識の障害に分けて説明する。しかし，これらは心の全体として，現実体験の障害として統合的に理解すべきものである。

　現実体験の障害のある患者は，健常者と異なった現実を体験している。つまり，患者は他者と日常的交流がとれない。面接者も彼らに接する時に，何を考えているのか，どう接してよいのか「わからない」という印象を受ける。**初心者がインテイクをして記録が「まとまらない」と困っている時には，現実体験の障害がある可能性が高い。**患者自身が異なった現実体験に基づいて述べているから，日常的思考から見れば，滅裂なのである。

　健常者にとっても，現実の背後には膨大な神秘がある。統合失調症において，面接者は現実と神秘の世界に一歩，踏み込む。患者と交流するには，現実の背後にある神秘的世界への感性が求められる。それが，統合失調症の患者たちが治療者を魅惑して止まない理由でもある。

　精神疾患を記述するための専門語は，人格崩壊等，一見，差別的に見えるものが多数ある。今，そのようなものは教科書類から消えつつある。かつて私自身が，この道に入った時，これらの概念を平然と用いる先輩達の感性を疑った。従ってここでは，口伝で伝えられた伝統的臨床診察法を，患者との交流という視点から捉え直すことにした。

1) 病的な知覚過敏 pathological hyperesthesia

　知覚過敏は神経性疲労によって生じる。ところが，この知覚過敏が異様に亢進することがある。この状態に症状名は与えられて

いないので，私は，これを，**「病的な知覚過敏」**と呼び，急性精神病状態への移行状態として注意する。

25歳の青年である。数年ごとに生活の場を代えている。新しい場所に行くと，まず感じる。見るもの，聞こえる音の総てが「異様に鮮やかで無気味」で，向こうから頭の中に飛び込んでくる。そのため常に頭が休まる時間がない。それは夜間も続き，十分な睡眠が取れない。本人は，「覚醒しすぎて休まらないで辛い」と訴える。アルコール類，及び薬物使用の既往はない。この症状を本人と話し合うのに，適当な症状記載の言葉がなく，**覚醒感**と名付けて話し合うことにした。彼に関しては，随時，少量の抗精神病薬を用いるだけで，強度の神経性疲労の範囲に留まっている。

このケースは統合失調症ではない。これと上記の手記を書いたS男の初診時所見と比較していただきたい。

診察室で，S男は座るなり椅子を後ろにずらし，上体を後ろに引く。一見，ふんぞり返って虚勢を張ったようであるが，怯えて，治療者との距離を隔てようとしているらしい。無表情で虚ろな印象である。眼を細めたまま遠くから眺めるような視線で自発語はない。しかし，治療者の語り掛けに一々，全身でビクッと反応する。診察室の外部の些細な物音にも反応し振り返る。診察中に会話が突然，途絶える（**思考途絶 blocking of ideas**）。突然，フッと視線が虚ろになり内的世界に入り込む。「どうしたの」と聴くと，「声が聞こえる」と言う。内外の些細な刺激に過敏に反応し，それに忙しくて，まとまった会話が展開しない。

共に，強い知覚過敏が見られ，集中困難がある。このような状態を表現するのに，私は**過覚醒**状態という言葉を用いる。このよ

うに知覚過敏は日常的な神経疲労から統合失調症まで連続的に存在する。二つのケースの共通点は，知覚過敏が異様に進行し，患者の心が，次々と生じてくる一つ一つの知覚に振り回されて，自我が統合作用を示せなくなった点にある。その結果，S男では遂に，現実体験の障害が生じて，他者との交流が障害され，助けを求めることすら出来ない。

(理論：「過覚醒」について)

統合失調症の急性期治療の中心には，病的な知覚過敏，つまり過覚醒状態の診断と治療がある。しかし，この本を書くに当たり，その根拠を洗い直してみると，精神医学教科書類には，この点が明確に書かれてはいなかった。あきらめた頃，山本健一先生の「脳とこころ」（講談社選書メチエ）を見つけた。そこには過覚醒についての脳生理学的知識が，臨床的体験を交えて総説的に分かりやすく書かれていた。しかも，その本では過覚醒研究の発端を，覚醒剤中毒を統合失調症の動物モデルとした臺弘教授の研究にまで遡って解説していた。今の時代とは違って，脳生理学から社会学まで広範な専門知識が同居していた時に，臨床を学んだ私の幸運を改めて感謝する。このような背景があって，ここで私は知覚過敏という言葉を臨床記述用語として積極的に取り上げることにした。

2) 幻聴 hallucination

現実体験を支える一つの要素は知覚である。人は自分が知覚したものが存在することを，疑いもなく信じる。これを知覚は，**実体的 wirklich**（独）だと表現する。しかし，実際に存在しないものを知覚すれば幻覚である。幻覚の内でも，統合失調症では幻聴が主である。

幻聴が本当に知覚としての性質を備えている場合に，それを**真**

性幻聴と，ヤスペルスは呼んだ。知覚の特性を備えていないものは，表象であるから**偽幻聴**と呼んだ。知覚の特性を備えているか否かが何故，重要かといえば，現実体験の障害の有無を判定する決定的証拠となるからである。壁に向かって幻聴と大声で怒鳴り合う者がいる。この時，幻聴は知覚としての様相を呈している。

なお表象とは頭の中に浮かぶイメージである。読者が目を閉じて，頭の中に，この本のイメージを浮かべることが出来れば，それが表象である。残像の強い人なら，そのイメージから字を読むこともできる。頭の中で好きな音楽を聴ければ，それも表象である。

知覚	表象
実体性（客観性）がある。	模造的（主観性）である。
外部客観空間に現れる	内部主観空間に現れる
細部まで定まって輪郭を持つ	細部と輪郭が曖昧である
感覚的新鮮さにとむ	感覚的に貧弱である
恒常的に存在する	浮動して消えやすい
意志に左右されない	意志に左右される

さらに，S男との会話を紹介しよう。

『聞こえると言ったけど，誰かが言ってるのは確かですか』「確かです」

『じゃ，どこから聞こえてくるの』「扉の向こうの待合い室から」

『男の人，女の人？』「男の人です。大人の人」
『何て言ってますか』「あいつだとか，馬鹿だとか，色々……」
『どんな声？』「脅かすような，馬鹿にするような怖い声です」
『あなたが聴こうと思えば又，聞こえるの』「関係ないですよ。向こうが勝手に言ってるのですから……」

　これに対して，患者が頭の中で聞こえてきて，誰の声か分からない，自分の考えのようでもあるという場合，「私は幻聴が聞こえるのです」と自ら訴える場合は，幻聴としての特性は持っておらず，偽幻覚であり，表象でありファンタジー的要素が強い。治療が進展した統合失調症では，幻覚から偽幻覚へと移行する。外で聞こえてきた声が，次第に自分の頭の中に後退し自分の考えと区別が付かなくなる。患者が「幻聴があります」と言えるということは，真性幻聴の特性が失われた証明となる。真性幻聴が偽幻聴化すれば，診断学的意味がある。治癒過程に入ったことを示すからである。

　幻聴は患者本人の最も痛いところを突いてくる。従って，幻聴の詳細を話し合うには，適切な配慮が必要である。つまり，幻聴について聴くのは単に診断学的テストのためではない。それまで会話が困難だった者との間に，最も苦痛な点について自然な対話を生ずる試みである。**病的体験について話し合うことは，疎通性の乏しい患者と会話を成立させる手段の一つである。**

　但し，統合失調症の真性幻聴といっても，厳密には，知覚としての性質を持っているとは言いがたい。視覚ではなく聴覚に現れるということ。つまり，より思考に近いということ。「声が聞こ

える」と言いながら，自分の口が動いている者すら居ること。幻聴では，余裕を持って声を聴いているのではなくて，恐怖によって圧倒され，聴かされているのだと言う指摘もある。幻聴が聞こえる者も，それとは別に現実の音をも正確に聞き取ることが出来る。つまり，本人は何処か現実の知覚と違うことを感じてはいる。これらの指摘は正しいが，そこに精神病理的現象を了解可能と理解することが良いことだという思い込みが在るとすれば，明らかに誤りである。本人が幻聴こそが対処すべき唯一の現実と感じて行為する点にこそ，幻聴の切迫性・危険性がある。幻聴が持つ現実的危険性を，あなどってはならない。

参考までに，これ以外の知覚異常を列挙する。すべてが，統合失調症に特異的症状とは限らない。

機能性幻聴：水道の音など実際の音を知覚している間，それに重なって人の声が聞こえるという如き現象である。

知覚の疎遠：知覚が対象を正確に把握しているにも関わらず，知覚したものが現実であるという実感がないことがある。見るもの，聞くものが生気がなく感じられるという体験である。「大好きなお菓子を食べて，味は同じなのに，何も感じなくなった」という如き体験である。

巨視と微視：物が異様に大きく見えたり，小さく見えたりする体験である。S男ではビルが大きく見えた。

3）妄想 delusion

現実体験を支える，もう一つの要素は**実在判断 Realitatsurteil**（独）である。それは何が現実かという判断であり，思考である。現実判断は，単に，知覚の実体性に依存するのではない。脚を切断した後に，その脚が在るように生き生きと感じることが

ある。それがファントム肢である。しかし本人は，その幻覚肢が現実には存在しないと自分で判断できる。つまり，知覚の実体性と，思考における実在判断は別のものである。

「何が現実か」という判断が，健常者と異なってしまった場合に，これを妄想という。つまり，考え，判断することが出来ない者は妄想を持つことが出来ない。ヤスペルスは，この点を指摘した上で，妄想と診断する外的指標を三点，示した。

①比類のない**主観的確実性**：並々ならぬ確信
②**訂正不能**なこと
③内容が**不可能**であること

この判定基準は常識的である。しかし，臨床で妄想に接する度に，治療者は，患者が妄想によって何を語ろうとするのか，と考えるであろう。そのような問い掛けが，患者の心理を，より明らかなものにしてくれる。妄想内容が不可能とは，「そんなことは有り得ない」ということである。それは健常者の実感であり，確信である。

しかし，重要なことは次の点である。自分の現実体験に絶対的確信を持っている点では，健常者も患者と何ら変わることがない。治療者が自分の現実体験に寄せる確信も又，他者に証明できるものではない。つまり，治療者の現実体験を基準にして患者を説得するのは不可能である。それに気付かない治療者は，妄想の誤りを論理的に正そうと説得する。しかし，**患者も治療者も自分の現実を信じているだけなのである。主観的確信と訂正不能性それ自体は病理的ではなく，現実体験が備えるべき属性である。患者が信じる現実が他者と異なる点が病理的なのである。**「妄想を説得

しても無駄だ」というのは、それが非合理であるからではない。治療者の現実体験も非合理の上に成立しており、自分こそが正しい体験をしているという治療者の信念が患者から問い返されるだけだからである。統合失調症患者は、この点を鋭く突いてくる。

　ヤスペルスの基準は、単に、妄想について語るのではなくて、人間が信ずるものの根底には、実は、より深い謎が存在することを開示する。彼は妄想を根源的に人間的な出来事と捉えた。そこに、この基準の存在価値がある。

（エピソード：妄想的確信とは何か？）

　これは先輩が話してくれたエピソードである。皇室妄想を持つ女性が「いつか皇室から迎えが来る」といって、その催促の電話を宮内省等に掛けて制止できない。いくら、注意しても、その確信は強く、その行動は止まらない。訂正不能である。医師は疲れ果てて、『それだけ言い張るのならば、止めても無駄だ。これからは、総て、あなたに合わせよう。あなたの言うことが全部、正しいとして行動しよう。それで良いんだね』と本気で念を押したという。彼女は、しばらく、考え込んで、哀しげな表情になり、「先生が、そんなことを言ってはいけない」と涙ぐんだという。

　人は心から信じているものを、殊更に、主張しない。「絶対に確かだ」と確信する者の心には、基本的な不信がある。妄想的確信は孤独であり基本的不信の上に成立する。それ故に、傷付きやすい。

　妄想は思考である。つまり、それ自体は論理的である。従って、大きな体系を形作ることが出来る。それを**妄想体系**という。妄想体系は思考である限り、その大部分は了解可能である。妄想の非合理性は、妄想が作り上げられる基盤の現実体験の障害から生じてくる。つまり、諸妄想をたどっていくと、それ以上還元不能な

点に行き着く。ヤスペルスは，これを**一次妄想体験**と呼んだ。

　S男の体験は，「世界が変わってしまった」，「何か大変なことが起きている」という体験である。それは現実世界が途轍もなく後退してしまったという恐怖体験である。それは，いままで体験したことのない不確実さ，不安定さの体験，つまり世界没落体験である。これを**妄想気分**という。この不安定さから身を守るために人が行うことは，それを自分流に説明し，自分なりに分かった気になることである。こうして妄想的思考が展開し，妄想体系が出来上がる。

　ヤスペルスは，これをさらに，以下の三つに分けて説明する。S男がサングラスの男を知覚した途端，組織のメンバーだと意味づけた現象は，**妄想知覚 delusional perception** と呼ばれる。「組織が私を殺そうとする」という説明は**妄想着想**という。「何かが起きている」との実感は**妄想覚性**という。

　ヤスペルスの理論は具体的，論理的である。しかし，この一次的妄想体験が何を指すかは，長い間，議論の的だった。しかし，彼の関心は，「現実体験の障害」を人間の水準で描くことにあった。妄想であるからといって，患者の思考を総て非合理としない。患者の内的体験の中で非合理性の源泉までたどる。非合理性のあるところ，了解不能なところから本当の人間理解に挑戦する。そこに実存開明が始まる。ヤスペルスの実存哲学である。

　三十年前は，妄想について患者と話し込むことは，妄想を強化することになるという先輩も沢山いた。それは妄想ばかりに関心を持つ研修医へのアドバイスとしては理解できた。しかし，大事なのは話し合いの仕方である。妄想はその人の思考である限り，その人の個性であり，その人自身である。それに触れることなく，

治療者と患者は心を触れ合うことは出来ない。S男の被害妄想を聴いていると、勉学に勤しんでいた真面目な学生の素朴な人生観が、大都会の雑踏の中で踏みにじられ破綻する過程がよく分かる。妄想は、それを語る者の生活史的ストーリーを、比喩的、詩的に表現する。これから面接で取り上げるべき現実的テーマを教えてくれる。

妄想の了解不能な部分を詩的に理解することは、現実的な話し合いを可能にする。

妄想について話し合うと言うことは、患者の内面を理解し、それを契機として共同現実に移行するためである。

(エピソード：妄想と詩的理解)
私が英国留学して間もなく、アイルランドの老紳士の副主治医となった。実際には、彼が私の英語の先生であり、彼は自らを予言者と名乗り、私に宗教妄想を語った。それが英語のレッスンであった。全体としては暖かさに包まれた大洋的妄想であった。彼との話し合いは、慣れない英語に疲れた私を癒す力があった。私は、あれ程の時間を掛けて患者と話し合ったことはない。また、患者と話し合うことを、あれ程、無心に楽しんだこともない。個々の話の内容は荒唐無稽であったはずだが、私は少しも気にならなかった。

彼は、病棟内で私に繊細な気遣いを見せた。彼は、私が新しく人に会う度に「予言」をくれた。その予言とは、妄想的言葉で語られたけれども、実は、英国で他者と出会うときの経験的忠告であった。それは彼が単身、英国の地に渡り、差別と偏見の中で傷つき、身に付けた人生の智慧であろうと、英国人スタッフが教えてくれた。自分が傷つきながらも、他者にやさしくすることを止められない存在。それ故に、彼の妄想世界は癒しの力を持つ。彼は自分を予言者と名乗らざるを得

ない。
　数ヶ月が過ぎて，ある時，彼は聞いた。
「ドクター，私の言うことが本当に分かるのですか」
　私は一瞬，戸惑った。個々の妄想的事実は荒唐無稽なはずである。しかし，私は彼との話に救われた。そのことを，どう，伝えたらよいのだろう。反射的に，私は答えた。
『詩の言葉のように，よく分かる』
「そう！それで十分だ」
　彼は喜んで答えた。

　実際に，S男から妄想的体験を聞いたときには，私は『東京の生活は大変だったんですね』と聞いた。彼は答えた。「上京して大学に入り，一人暮らしをしていた。東京の人混みに圧倒された。しかも，大学には自分より優れた者ばかりいた。総ての夢が破綻した気持ちで，自宅に閉じこもっていた。」
　両親がアパートを訪ねた時には，部屋一面がゴミだらけで，本人は只，その中にうずくまっていた。明るく礼儀正しかった子が暗くだらしなく別人になったと感じた。これを，**性格変化**という。

　以下には，幾つかの妄想名を簡単に説明しておく。何れもよく用いられるものである。

被害妄想（迫害妄想）：delusion of persecution　「自分は何ものかによって狙われている」
関係妄想：delusion of reference　周囲の日常的な出来事が自分のことに関係づけて感じられる。被害妄想と一体となり，**被害・関係妄想**と呼ばれ，一番，普通に見られる妄想である。
被愛妄想：delusion of being loved　「自分は或る特定の人に

愛されている」という妄想である。ストーカーと呼ばれる者の中にかなりいると思われる。

つきもの妄想：delusion of possession　狐付きなどの体験

(理論：統合失調症に特異的な症状)

　統合失調症の診断を決定づける症状として，**シュナイダーの一級症状**が挙げられることが多い。その理論的根拠は不明確だが実務的に提示され，DSMが大幅に取り上げた。シュナイダーの一級症状を整理して示せば，幻聴（話しかけと応答の形，自己の行為に対する批判の声），妄想（妄想知覚），自我意識の障害（考想化声，考想奪取，考想伝播，させられ体験，身体・感情・衝動・意志の領域における被影響体験），である。

　多くは自我意識の障害に関したものであり，この点では多くの精神科医の意見は一致する。しかし，幻聴，妄想にも疾病特異的なものがある。この問題について，私が特に関心を持ったのは村上靖彦先生の研究であった。迫害妄想の患者にとっては，他者は「通行人であって同時にスパイである」というように「二つの意味関連」が乖離して同時に存在する。固有名詞で表しうる個別的で日常的な他者の背後に，患者は超越的他者を感じとる。そして迫害者はつねに「無人称的－超越的」な「迫害する主体」として登場する。それを村上は「超越的」他者と呼んだ。

　S男のケースでも，患者を迫害する「主体」は，固有名詞をもたない普遍的な「他者」であって，それは具体的で個別的な日常的他者の背後に，つねに「匿名的」に登場した。無気味で名付けようのない人間存在の秘密が，「匿名性」という言葉に見事に凝縮された。人間存在の中核へと異様な過敏さをもって直感的に反応し，過敏さ故に妄想化する姿が見事に描かれていた。個別的他者の背後に「無気味な他者」が匿名性をもって存在する。そのような思考は，私の人間学的関心に大きな導きの糸となった。

4) 自我意識の障害

　統合失調症の特徴的症状を問われれば，多くの臨床家が「自我障害」を挙げる。ただし，自我障害という言葉は，患者との会話では役に立たない言葉である。自我障害という言葉自体がケースを外部から客観的に理解するから，どのように用いても患者を否定する言葉になってしまうからであった。この理由から，この本では，自我障害という言葉を捨てて，それが意味するものを，自我意識の障害と生活能力の障害の二面から捉えなおした。この区別を導入することによって，人格崩壊，荒廃状態等の言葉も又，概念的な曖昧さが明らかになる。

自我障害 ⟶ 自我意識の障害 ＋ 生活能力の障害

　自我意識とは，「私が私自身をどう意識しているか」である。それはヤスペルスが導入した言葉であり，ケース自身の心の中から病的体験を描こうとする言葉である。一方，統合失調症の臨床で自我障害を外部から観察する時は，生活能力の障害に対して生活支援を計画する時に他ならない。

　次に，自我意識の障害の具体例を列挙する。人の行動には，「『私』が思う，『私』が欲する」という能動性が備わっている。「自分がやっている」という意識である。これを能動性の意識という。「私」から能動性の意識が失われると，自分の行動が他人にさせられていると感じてしまう。これを**「させられ」体験 made experience** という。また，「私の考えが引き抜かれる」と感じることもある。これを**考想奪取 thought withdrawal** という。

　人は，外界に対立するものとして自分自身を体験している。そ

れは明瞭な自我境界を持つことでもある。自分の考えが，そのまま筒抜けになって，「他人に分かられている」と感じるならば，これを**考想伝播 broadcasting of thought** という。「自分の考えが声になって漏れてしまう」というのが，**考想化声 thought hearing** である。

さて，自我意識の障害を示す指標として，ヤスペルスは能動性の意識，単一性の意識，同一性の意識，外界に対立するものとしての自分という意識，という四つの指標を挙げた。その一部を，上に紹介したのである。

(エピソード：『私』の意味を教えて下さい。)

ヤスペルスは，上記のように自我意識の障害に四つの指標を示した。ここでは，自分自身を指し示す言葉，つまり，「私」，「自分」，「自己」などの内，どの言葉が，統合失調症に特徴的な自我意識の障害を表現するかは興味深い。「自分がない」という表現に肯く患者は少なくない。「私がない」とは言わない。そこで，普通は，「自分」という言葉が自我意識を表すとされる。

ところが，ある日，精神病院で回診をしていると，一人の患者が近寄って来て話し始めた。一寸した会話で「あなたは」という言葉を，私が使ったのがきっかけで，彼女は，「『私』って何ですか。『私』の意味を教えて下さい」と言い始めた。この疑問は，どのように説明しても消えなかった。むしろ，『私』という体験は，説明を超えた自明なものであるから，説明するのが無理なことは，当然であった。要するに，『私』という体験が失われている。そう思っても，そのことすら彼女に確認することは出来なかった。そして，会話は循環に陥り終わらなくなった。自我意識の障害というのは，このような歯がゆい体験であろう，と私は感じた。

しかし，この会話を終わらせることは，実は，極めて容易だった。一緒にいた看護婦さんが，『あら，又，始めちゃったの。駄目ですよ，

回診中だから』と注意したのである。彼女は，実に，見事に引き下がったのである。

それ以来，私は自我意識の障害は，実は『私』という言葉に現れるのではないかと感じている。しかし，このことを指摘している者はいない。又，同じ訴えを示す患者にも会ったこともない。どなたか，自我意識の中で「私」と「自分」が，どのように使い分けられるのかを研究して頂きたいと期待する。

4．慢性化に伴う状態像の変化

統合失調症の一部は，生活能力の障害を残して長期化する。その過程で精神状態像も変化する。その経過を示す系統的理論はない。以下には，経験的に語り継がれた智慧を私なりに要約し紹介する。それは私にとって，人格荒廃 deterioration といわれる最重度の統合失調症との関わり方を考え直すことでもあった。この言葉が指すような悲惨が存在しないとは私は思わない。必ずしも差別語とも思わない。しかし，そこには「だから，患者とどう接するのか」という答えが与えられていない。余りにも救いのない命名に甘んじてきた臨床家自身の責任を痛感する。不明確な概念の在るところ，常に偏見の巣となる。それ故に，私は，この言葉を学問的死語とする。

1）精神病後抑うつ状態

精神病後抑うつ状態は治癒への一経過であるが，その一部は慢性化の経過をたどる。

急性期の幻覚妄想状態を過ぎて状態が安定してきたとき，患者

は気だるく，抑うつ的で，無気力な時期を数ヶ月，時には１年も過ごすことがある。これを**精神病後抑うつ状態 postpsychotic depression** という。必ずしも，抑うつ感が前面に出ないで，焦燥感，無気力感が主となることがあり，この状態を見落とさないよう注意されたい。

その原因は急性期での疲労，あるいは代謝が次第に回復する過程，かつ，自己が体験し生きていた病的世界を喪失する体験，疾病への洞察の結果でもある。私自身は，この時期を社会復帰に向けて内部環境が再編成される大切な時期だと捉えている。睡眠，食事，運動という基本的な生活要素からチェックし，必要に応じて生活訓練を計画する。それで慢性化を予防するよう期待する。

2) 慢性化前期：「冷たく硬い」世界

一過性に治癒しないケースを，如何に描くかは臨床的関心である。妄想は存在するが，現実体験も復活する。或る患者が自分を「姫」と呼び，スタッフを「家来」と呼んで命令しては相手にされず腹を立てていた。そのことから学習したのであろう。患者は自分を「姫」と呼びながらも，病棟では見事に一人の患者として行動するようになった。この時，患者は見事に二つの役割を使い分ける。**二重現実**を生きている。

このような状態を外部から観察するとき，私の先輩の精神科医達は，その表情，全体的印象を「**冷たく硬い steif, kalt（独）**」と表現した。当時，若手医師であった私達は，この表現が嫌いであった。日本語で言えば良いものを，余計なところで格好を付けるのが精神科医だと思ったのである。しかし，そこには松沢病院を中心に語り継がれた診断学のノウハウがあった。その頃，私は稲村博先生から精神病院で観察・記述法を教えていただく機会が

あった。それは例えば，この状態に固有なしかめ顔 grimace,つまり眉間に寄せた縦縞の特性を，健常なものと鑑別すべく，詳細に記述するというものであった。夕方，暮れなずむ精神病院の古い面接室で個人指導が繰り返された。「面接室で見たものだけで，どこまで過去の状態を把握し，今後の経過を推察できるか」と先生は問うた。その問いの中に「冷たく硬い」という状態記述を置くと，慢性期分裂病の一つの状態像が見えるようになった。

「冷たく硬い」印象を受けたら，「未だに妄想が存在するが，そこに二重現実が形成されつつある」ことを，面接者は直感的に認識したのである。

(エピソード：冷たく硬いものとは何か？)

何年も精神病院で過ごし，退院のメドの立たない中年の女性患者の主治医に私がなった。面接室では，正しく「冷たく硬い」表情で，自分の被害妄想を語り立てた。そして，私が，それに少しでも疑義を挟むと激高した。それだけならば聞いていれば良いのだが，面接の度に生理の出血が付いたガーゼを私の鼻先に突き付け，「また誰かに悪事を働かれた」証拠であると大声で訴えるのである。私は辟易とし，彼女は会いたくない患者となった。

それから1年ほどして，私が病院を辞めると決まったとき，面接で患者一人一人に，そのことを伝えた。大抵の患者は，残された時間で何をすべきかという具体的な話し合いがなされた。しかし，彼女だけは，そうではなかった。私が病院を辞めることを知って，面接室で童女のように手ばなしで大粒の涙を流して泣いたのである。その瞬間，私は今まで何を見ていたのかと，唖然とした。「冷たく硬いもの」の背後には，童女の素朴な「甘え」があった。それに気付かない私は彼女にとって，「冷たく硬い」存在であった。日常性の中で，私は，それ程の素朴な依存，信頼を見たことがなかった。しかし，それは私の言い訳に過ぎない。彼らにとっては，他者とは「冷たく硬い」もので

あると知った。

3）慢性化後期：「鈍く平板な」世界

「冷たく硬い」状態は，さらに永い年数を経て変化する。妄想体験が崩れて，**「鈍く平板な** stump, flach（独）**」**状態に移行する。当時，観察者は，「感情状態が生き生きとせず，表面的で深みがない，優雅さがない」と記述した。過覚醒状態で見られる過剰な心的活動は逆に低下する。その時，生活能力の低下を伴う。**無為 abulia，自閉 autism** という言葉が好んで用いられた。「鈍く平板な」という記述は，このように**何ものかが崩れ慢性化した状態を察知する**ものだった。そのような臨床観察が身に付いたとき，その所見を如何に臨床に生かし得るかという大きな課題が私に残された。

（エピソード：「鈍く平板な」とは何か？）

既に人生の過半数を病院で過ごした初老期の婦人であり，初めて会った時は，「鈍く平板な」印象であった。当時は社会復帰施設もほとんど無かったが，当時の私は改革派の若い医師という意識だったのだろう。彼女を社会復帰すべく家族や諸機関との連絡に当たった。その努力に彼女は抵抗もせず，積極的にもならず，ただ従っていた。

私の努力が家族の明確な拒否で終わった後である。面接室で二人で話し合う話題がなくなった，と私は感じていた。その時から，彼女は，「今日も千代の富士が勝ちました」と語るようになった。その言葉は，面接の度に繰り返された。相撲がないときには，「今日は千代の富士の相撲はありませんでした」と話す。私は心の何処かで，彼女の社会復帰の失敗に落胆していたのである。そして，彼女のこの言葉を「鈍く平板な」言葉，ステレオタイプと受け取ったのである。

その後，病院を離れてから，この出来事が私に何度となく思い出さ

れ,「懐かしさ」さえ感じるようになった。一見して, くすんだ, 鈍い表情の彼女が緊張した面もちで敬意を表し, 見せたことのない微かな笑顔で, 彼女の唯一の楽しみである相撲の話をする。その姿が私の中に浮かんでいたのだ。さらに時間が経って, ようやく, 千代の富士の話題は, 彼女が初めて自分から提示した話題であることに気付いた。彼女は何を表現したかったのか。

　彼女は, 初めから, 社会復帰には関心を示さなかった。しかし, 私の微かな落胆を感じ取って, それに反応し, 初めて, 私に自己表現をしたのだろう。それは私を慰め, また, 感謝する行為ですらあった。それに気付くことが出来ない点で, 私は「鈍く平板な」存在であった。この言葉も又, 患者の体験世界を内から描く言葉と理解すれば生きたものとなる。「鈍く平板な」外見に秘められた「やさしさ」, それを私は感じ取ることが出来ず, 共に, 楽しむことも出来なかった。慢性化した患者が示す余りにも素朴な感性。健常者の日常性からは, 余りに繊細で, 優雅で, 異質なもの。それ以来, 慢性患者が示す「癒し」の力について, 私は他の臨床家と度々, 話をする。そして皆, 同じ印象を受けていることを確認した。彼らとの出会いを, 只, 甘受することの大切さ, その難しさを, 今, 痛感している。

5. 生活能力の障害

1) 障害の定義

　デンマークのバンク・ミケルセンはナチスの捕虜収容所の体験から,「老人も障害者も共に住める社会こそがノーマル」だと主張した. そして障害者の自立と社会参加を目指す社会運動をおこし, それを**ノーマリゼーション normalization** と呼んだ。この考え方は, 日本でも 1993 年, 障害者基本法に導入された。ここで身体障害, 知的障害, 精神障害の三つを総称して, 障害者と定

義した。

　疾病治療を目的として発達した医学モデル。しかし治療によって容易に改善しない障害が残された。そこで治療者は何をするべきか。障害を持ったままでも社会参加が出来るように環境へ働きかけ，障害者の生活支援を行う。これが自立と社会参加を目指した社会医学的モデルである。とくに障害者と老人において，この視点は不可欠になった。

　2001年，WHO は障害の新しい定義を発表した．障害は，身体機能・構造 body functions and structure，活動性 activity，社会参加 participation の3水準で定義された。個人の部分的機能，つまり身体・生理・心理的水準での個々の機能が障害されたり，喪失した状態が，**機能障害 impairment** である。一方，統一体としての個人が示す機能を，活動性と呼んだ。活動性に何らかの制限がある場合，これを**活動性の制限 activity limitation** と呼ぶ。さらに個人と社会の関係，つまり個人が社会に関わる程度と質を論ずるときは，社会参加という言葉を用いることになった。社会参加が制限されているときは**社会参加の制限 participation restriction** である。これら三つを総称して**障害 disability** という。

2) 精神障害者の定義

　精神障害者とは，精神疾患によって生活上の障害が認められる者である。それは障害者基本法と精神保健福祉法の二法によって定められている。

　障害者基本法第2条は，障害を福祉的に定義する。つまり，「障害者とは，身体障害，知的障害又は精神障害があるため，長期にわたり日常生活又は社会生活に相当な制限を受けるもの」としている。これは生活障害に着眼しており，障害者一般の定義で

ある。その中で,障害が精神障害による者が**精神障害者 the mentally disabled** である。ここで精神障害とは,精神保健福祉法で定義された精神医学的診断群である。つまり同法第5条では精神障害を,「統合失調症,精神作用物質による急性中毒又はその依存症,知的障害,精神病質その他の精神疾患を有する者」と定義している。

さて,精神障害という言葉をめぐって日本では用語の混乱がある。それは上記の意味で障害という言葉を用いるのが本来であったが,DSM-Ⅲでの "mental disorders" をも精神障害と翻訳したからである。医学の中では精神医学に限って,症候学の言葉と生活概念が分化していないで用いられることを如実に表す現象であり,今後,改善すべき点である。

3) 精神障害者サポートのための社会的資源

この点については,要点のみを示すので,詳しくは保健福祉関係の教科書を参照されたい。

精神障害者手帳の交付

精神障害の程度を,日常生活が不能な者,著しく制限を受ける者,制限を受ける者と分類し,1級から3級に判定し,手帳を交付する。これによって税制上の優遇措置(所得税,住民税,自動車税等)や,生活保護の障害者加算,公共交通機関の割引などの特典が与えられる。

精神障害者の通院公費負担制度

精神障害の通院医療にも公費負担制度があり,患者は医療費の自己負担が減免される。

社会復帰および生活支援のための施設

小規模作業所　在宅での社会適応訓練を推進する。

精神障害者グループホーム　共同生活し相互援助により自立を目指す。

福祉ホーム　日常生活で自立しており就労の見込みがある者のための住居提供である。

精神障害者生活訓練施設（援護寮）　自立した生活を行うのが困難な者への生活訓練を行う。

授産施設　職能訓練によって自立を支援する。

精神科デイケア　精神科や保健センターにあり，通所で生活訓練を行う。

精神障害者地域生活支援センター　地域での生活支援を目的とする。

6. 臨床のサブタイプ

1) 妄想型 paranoid schizophrenia（F20.0）

発症は中年以降に多く，既に自我が形成された時期での発症なので，生活能力の低下を後に残すことは少なく，主たる問題は妄想が消失するか否かである。一般に，数年以内の経過で軽快・治癒する者が多い。

2) 破瓜型 hebephrenic schizophrenia（F20.1）

「破瓜」とは思春期のことである。自我意識が形成される思春期に発病する。多くは幻覚妄想を伴い，その一部が重度の生活能力障害を残し，さらに，その一部が精神障害者となる。統合失調

症の中核群というべきタイプである。

3) 緊張病型 catatonic schizophrenia (F20.2)

　発病時に特に強い内的緊張状態を示す。映画等で取り上げられる精神病のイメージは，このようなものが多い。その現れ方は一見，相反した二方向である。**緊張病性興奮**では，内界と行動が共に病的に変容し激しい興奮を示す。患者保護のために行動制限の措置を取らざるを得ないことが多い。**カタレプシー**では，総ての行動は停止し蠟人形のように一定の姿勢を保ったままになる。この両者は表裏一体であり，相互に移行しうる。このような状態を示すのは，全経過のほんの一瞬でしかない。

4) 単純型 simple schizophrenia (F20.6)

　明確な幻覚妄想などを示さないが，自閉，拒絶症を示し，次第に生活能力が低下する一群を指す。それは統合失調症の経過概念からは中核群である。実際に，そのような症例を統合失調症といえるかは，外的判断基準が存在しない現在，回答不能な設問である。ただし，いわゆる「引きこもり」，登校拒否，出社拒否等では，他に特異的症状を示さなくても，一応，統合失調症の診断をも考慮するのは臨床家の常識である。確かに，抗精神病薬が有効な一群があるからである。

5) パラノイア paranoia (F22)

　これは統合失調症群に加えるべきか否かが未だに議論になる一群である。体系化された妄想のみが固定して存在し，他の生活能力に一切の障害を示さない。それをパラノイアという。例えば，被害念慮に基づいて訴訟を繰り返すケースを**好訴症**という。妄想

以外に他の現実体験の障害を示さない場合，それは疾病なのか，その人の個性なのかという議論が生ずるからである。偉大な科学者の発想，例えば，アインシュタインの相対性概念への思いつきは，それが証明される以前は妄想的に見えたに違いない。そのような個性的思考とパラノイアの差異は定めがたい。

クレッチメルは弱力性に僅かな強力性を備えた人格を敏感性人格と呼んだ。彼らが些細な出来事に反応して，**敏感関係妄想**が人格から了解的に発展する様を描いた。要するに，パラノイアの議論は，性格か精神病かの境界にあり，疾病分類不能である点が意味を持つ。

トピックス：醜形恐怖 dysmorphophobia（F22.8），自己臭症（F22.0）

「自分の顔が醜い」と訴えるのが醜形恐怖，「自分が嫌な臭いを発している」と訴えるのが自己臭症である。共に，その訴えを非合理と感じているのならば恐怖症であって，神経症として診断すればよい。しかし，実際には，その訴えは妄想的確信に近い。しかも，醜形恐怖や自己臭だけを訴える単一症状型から，被害関係念慮を伴う精神病型まで広域なスペクトルムを示す。要するに，神経症と統合失調症の境界に存在する疾患群である。これらは自分から外部に症状が露呈するという意味で自我漏洩症候群と名付けられた。なお，「自己臭症の患者は臭いに敏感で香り立つような人間だと思ったが，実際には，『臭いを失った』と訴える人たちだった」とは，足立博先生の言葉である。日本固有の研究が深みを見せた興味深い領域の一つなので，ここに追加した。

V. その他のモメント：人格と身体因

A. 人格と行動の障害
Personality and behavior disorders
ICD-10分類　F6コード

1. 症例　B子　女性　22歳　学生

　中学卒業時までは父母と兄の四人暮らしであった。大人しい手の掛からない子であった。中学では特に母への家庭内暴力が激しかった。高校入学後，母親が胃ガンで死亡した。それ以降，学校を休みがちになったが，特に問題化せずに，大学に進学した。大学二年時，父は心臓疾患で倒れ，以来，本人一人で生活を続けている。来談時の訴えを要約すれば，過食とリストカットであった。問診によって，切迫した自殺念慮が確認された。

　治療によって自殺念慮が消退した後は，「皆に好かれなければ気が済まない。だから，傷つきやすい。馬鹿な考えと思っても，自分では，どうしようもない。只，傷ついては，そんな自分に自己嫌悪する」と説明する。実際には，人に好かれる性格で友人は多いが，それでは満足できずに，一寸したことで嫉妬し，傷つき，過食やリストカットになる。治療者が他の患者との話が長引くと，それだけで不機嫌になり，そのために又，落ち込む。その時，話

し合えば納得し、後に引きずることはない。

　表面的には、依存性が目立つが、その背後に深い心の傷が見えるケースである。つまり、母の死の話題になると、未だに、涙ぐみ表情を歪める。

2. 人格障害と行動障害

　ここに提示したケースは、傷つきやすい性格、特徴的な対人関係と問題行動によって、ボーダーライン型人格障害と呼ばれるであろう。本人は、「自分の問題は、小さいときからの性格である」と訴える。一方、周囲は大人しく手の掛からない子だったといい、食い違う。当面、私の見立ては次のようである。つまり、家族崩壊に引き続く体験反応が基盤にあり、性格が問題だと自ら訴えるのは自罰的傾向の表現である。依存的性格は、体験した苦痛を覆い隠すカモフラージュ、つまり神経症的な性格変容と理解した。

　面接では、家庭崩壊の体験を、どのように生き延びるかを主として話し合った。将来、どのような人格が出現するかは未知であり、紆余曲折の過程を共有するはずである。

　このようなケースで、私自身は人格障害の診断をほとんど付けない。「人格障害とは疾患か」、「疾病か性格か」、「性格は治療の対象か」等々。この診断名において、治療者は答えるべき多くの問いを不問に付している上に、用い方によっては極めて危険な診断名だからである。

　性格や人格の類型学は分類学である。治療で不用意に用いれば、人間の了解不能性、その人の個性を見えなくする。「決めつけ」となる。これらの理由で、私は人格障害の診断を治療方針の出発

点とはしないように心掛けている。人格類型の「決めつけ」が意味を持つとしたら，過去の事件の責任について闘う刑事裁判位であろう。

通常，性格，人格とは，その人に固有で固定的なものを指す。面接の場で，性格や人格構造を記述する時には，何を根拠として性格記述が出来るのかに定説がない。性格テストを用いても，自己記述と他者評価の違いが大きい。しかも，面接室で示す患者の個性が，病前性格によるものか，発病後の性格変化なのか，面接室の中だけのものか，治療経過が進展してからでないと判定不能なことが多い。患者の発病前の姿を知りたい時に，私は昔の写真を見せてもらうことがある。大抵は，予想していた姿とは全く異なる。病前性格の記述は，常に，後知恵によるバイアスに満ちていて仮のものであることを忘れてはならない。

以下には，**性格類型，人格変化，行動障害**に分けて論ずるに留める。

1) 性格類型
① **分裂病質性格 schizoid** (F60.1)：外界に，冷たく，無関心で孤立した態度を示す。
② **演技的性格 histrionic** (F60.4)：演技的で他人の評価を気にする。かつて，ヒステリー性格と呼ばれたものである。但し，実際にフロイトが記述したヒステリー患者は，これとは逆に，控えめで自制心のある人達であった。
③ **強迫的性格 anankastic** (F60.5)：細かいことへのこだわり，自分のやり方へのこだわり，完全壁，確認壁などの著明な性格。**obsessive-compulsive** とも表現する。

この他にも，各章で関連した性格傾向を示したので，参照され

たい。

2）性格変化と疾病治療

　精神疾患によって性格が変化することを性格変化という。統合失調症では，薬物で見事に快復して，改めて，疾病による性格変化があったと確認できることがある。本人の性格に見える特性が，数年の治療経過で大きく変化することは稀ではない。所見が不明確なままで，生来の性格特性と決めつけて，性格改善を目指すなどは避けねばならない。上記ケースでは，前章までに書いた疾病治療の範囲で，やるべきことが無数にある。

3）行動障害

　極端な性格傾向と行動障害が合併することがある。K．シュナイダーは，性格偏倚を正常からの逸脱として考え，疾病と分け，異常性格傾向と呼んだ。そして，その性格のために，「自ら，または社会を悩ますもの」を精神病質と呼んだ。行動上の問題があり，臨床家が関わるのは，主として，ボーダーライン人格障害と，反社会的な精神病質である。

①ボーダーライン人格障害（F60.31）

　傷つきやすく不安定な性格傾向を指し，過食やリストカットなどの行動上の問題を伴うことが多い。私自身はこのような症例でも，前章までに述べた病理的症状を見いだし，その治療によって対処している。非定型とか，境界という言葉が意味を持つのは，定型群と中核群を明確に示し得た時である。診断学の構造を持たない治療者には，総てのケースが非定型，境界に見える。この種の診断名の診断学的意味に慎重でありたい。

②反社会的精神病質 (F60.2)

　単に精神病質ともいう。これは犯罪関係で問題となり，治療的概念ではなかった。精神医学の治療技法は，米露の冷戦時代には，「洗脳の技術」として大いに活用された。最近まで，犯罪性精神障害に対する脳切除術（ロボトミー）が在った。今でも，精神病質の治療可能を論じ，幻想的に治療処分を語る者はいる。犯罪者の社会復帰は必要であるが，それを治療と混同するわけには行かない。人格障害の診断名が多発する時代，人格治療と洗脳の問題は今も生きている。

B. 身体的原因による精神症状

ICD-10 分類　F0，F1コード

1. 症例　S子　女性　35歳　主婦

　某精神科外来に大学病院精神科から転院したケースである。主訴は，夫の急死と共に出現した疲労感，集中困難，頭痛，肩こり等の不定愁訴であり，外来で見慣れた，うつ状態であった。やや，ぼんやりした印象であるが，特に問題はないと思えた。

　しかし，突然，彼女は私のサンダルに描かれた小さな足の模様をみて，楽しそうに笑い出し，「可愛い」と指さした。それまでの深刻な話から，一瞬にして別世界に移行したようであった。

　おやっと思う些細で意外な所見，特に，どこか度を超した「素朴な馴れ馴れしさ」が唐突に出現すれば，私は脳の疾患を疑うこ

とにしている。**身体疾患は如何なる精神疾患の様相をも示しうる**，と私は思っている。単なる神経性疲労でも軽い意識低下を起こし得る。この意味では，すべての精神疾患は身体疾患でもある。これが，この章を敢えて加えた理由である。

身体的検査では，瞳孔障害，構音障害は認めないが，膝蓋腱反射の低下が認められた。精密検査の結果，結局，梅毒性疾患であることが分かった。大学で神経梅毒を見逃すはずがない。しかし，その後，このケースは訴訟となり，大学でも梅毒検査陽性であったが，研修医がそれを見落としたことが分かった。

2. 意識障害と痴呆

ボーンネッファーは，身体的原因を外因とよび，外因性の精神症状について外因反応型の概念を提示した。彼によると，**急性に出現するときは意識障害，慢性に出現すれば痴呆**を示す。

脳組織の障害によって生ずる精神症状を**脳器質性**と呼ぶ。脳以外の身体的原因による精神症状を**症候性**と呼ぶ。両者を総称して，身体的原因による精神症状という。

人格の全体は，大きくは，知能，性格に分けられる。知能の障害で生得的なものを**知的発達遅滞 mental retardation**，後天的なものを**痴呆 dementia** という。特に，加齢と関連して生ずるのが**老人性痴呆 senile dementia** である。大きくはアルツハイマー型痴呆と脳血管性痴呆に分けられる。その詳細は成書に譲る。知能の障害といっても，それは人格全体の中で捉えるべきものである。極めて多彩で，「老人性痴呆は皆同じ」という単純な割り切りは出来ないのは当然のことである。

3. 意識障害

　原理的には，意識障害は意識機能の亢進と低下の二方向に分けて論ずるのが妥当であろう。機能亢進は一般には過覚醒と呼ばれ，前章までに触れた，神経性疲労状態における知覚過敏，気分障害性の疾患における躁状態，PTSD やパニック障害，統合失調症の過覚醒状態等で論じられている。以下には，これらに含まれにくい意識機能の低下についてのみ説明する。

　意識状態は電灯の光の例えで説明すると分かりやすい。つまり，強度，広がり，焦点がある。

　人の意識野を円で表す。その円の濃淡が意識の明瞭性を表す。

1) 意識混濁

　意識の強度の変化を意識混濁という。

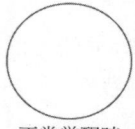

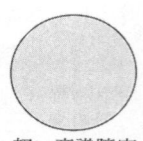

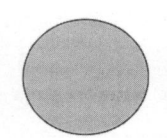

| 正常覚醒時 | 軽い意識障害 | 中等度の意識障害 | 重度の意識障害 |

　ぼんやりとして，傾眠傾向が見られる程度の軽い意識障害を**昏蒙 Benommenheit**（独），**confusion** という。強度が最も強く全意識活動が停止するのが**昏睡状態 coma** である。器質性脳障害の回復期，薬物の大量服薬後，一見，完全に健常な精神状態に戻ったように見えて，後から聴くと，数日間の完全健忘があり，意識状態が低下していたことが分かることがある。

2) 意識変容

　意識混濁に伴って，意識の広がりが狭まることを**意識狭窄**という。一方，注意の焦点が中心部から辺縁部に移行すると，日常的には無意識的であるものが，意識の中に登場してくる。その結果，意識内容が，見慣れないものに変化する。これを**意識変容**という。

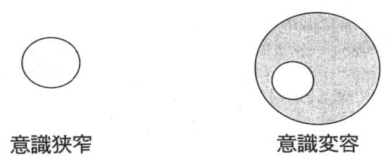

意識狭窄　　　　　　**意識変容**

　軽度の意識障害は多彩な意識変容状態を生ずる。**もうろう状態 twilight state** では，意識の狭窄と変容が同時に起こる。ヒステリー性もうろう状態といわれたものは，この一種である。退行現象，幼児化などの変化から，別の人格が出現する二重人格状態まで起こる。フロイトのヒステリー研究は近年，心理学的に単純化されてしまったが，本来は，このような意味での意識障害の研究でもあった。

　軽い意識障害で見られる意識変容では，思考のまとまりがなく，「ここは何処」，「私は誰」と**困惑状態 bewilderment, Ratlosigkeit（独）**，または**アメンチア amentia** を示す。さらに思考のまとまりを失えば**錯乱状態 confusional state, Verwirtheit（独）**になる。意識変容が最も強いのが，アルコール性の**せん妄 delirium** である。入院病棟を自分の職場と思い，作業を続けている。治療者の暗示によって，特徴的な小さな虫の幻視が出現するなど，特異な被暗示性亢進を示す。

おわりに

　心の病において人と出会うとは，何を意味するのであろう。

　霧深い熊野古道を歩いていると，フッと人の姿に会うことがある。既にこの世に居ない，懐かしい人に会える。それは実際には，朽ちかけた老木が作り出す幻影である。しかし，このように人は他者と出会う。他者は不在と共に出現する。

　心の臨床で治療者が人と出会う時，面接者は，そこに人がいることを無前提，無条件で認識する。治療者であっても，患者であっても，それが恐怖に満ちていても，孤独においても，傷つくことを避けられなくても，人は人との出会いの中で生きる。出会いのあるところ，人間の自由性がある。人は人として，自由性の中で病む。自由性故に絶望し，無力感を体験する。心の病においてすら，人は自由性を失うことは出来ない。むしろ，そこにこそ人間の残酷がある。治療者が心の臨床で感じる無力感，無気味さは，そこにこそ，紛れもなく他者との出会いが起きたことを示す所見である。

　人間との出会いを前提として，病気の議論が可能になる。この順番は不可逆である。「精神疾患が人間の自由性を剥奪する」というテーゼ。それは二十世紀の精神医学を支配した安易なパターナリズムではなかったか。精神疾患における自由剥奪とは，精神

疾患を擁する社会における生活支援，社会的欠格条項，社会参加の水準で論じて，初めて意味を持つ。それを人間存在の自由性と混同することは許されない。混同は人間の否定につながるからである。

　この本では，患者はいかなる状況においても，自らの「生」を生きる他にない一個の人間として描いた。その前提の上に，伝統的な臨床診断学の復権を試みた。それが，この本，**「出会いの診断学」**である。この言葉の名付け親は大正大学の村瀬嘉代子先生である。ここに謝意を表したい。

　ここで例示したケースは，私が出会った総てのケース，文献で出会ったケース，それらの総てから自ずと生まれ出たフィクションである。そこには，お互いに忘れてしまった出会いもあれば，一生，忘れ得ない出会いも含まれる。ここで私は彼らすべてに謝辞を述べたい。

　それにしても，心が病むということは，何を意味するのか。心が病んでも，病んだ心は「私」であり，自分自身である。「私」という意識と，心の病の間に何があるのか。答えは出ない。大きな謎があり，不確かさの感覚だけが残る。やはり，精神疾患との出会いにおいて，私達は基本的に「分からない」現象に直面している。私達は，現代の「知」の最前線にいる。従って，自然科学が進歩する程，より膨大な人間の神秘が見えてくる。この感触は正しいと思う。

　「私」にとって，人間は捉えがたい存在である。ところが理性は，この事実を容易に忘れてしまう。その時，人間は人間を見失う。

著者略歴

熊倉伸宏（くまくら　のぶひろ）
1969年　東京大学医学部卒業
1978年　東京大学医学部助手
1981—82年　英国Fulbourn病院，
　　　　　およびMRC精神医学研究所に留学
1988年　東邦大学医学部助教授
1994年　東邦大学医学部教授
　　　　現在に至る

著書

「甘え」理論の研究（伊東正裕共著）星和書店　1984年，「甘え」理論と精神療法　岩崎学術出版社　1993年，臨床人間学―インフォームド・コンセントと精神障害　新興医学出版社　1994年，医学がわかる疫学（監訳）　新興医学出版社　1996年，社会医学がわかる公衆衛生テキスト（編著）　新興医学出版社　2000年，死の欲動―臨床人間学ノート　新興医学出版社　2000年，面接法　新興医学出版社　2002年

精神疾患の面接法　　　　　　　　　　　　　　　　　　　　　2003ⓒ

　　発　行　第1刷　2003年3月10日
　　　　　　　2刷　2005年10月15日　定価はカバーに表示してあります
　　著　者　熊　倉　伸　宏
　　発行者　服　部　秀　夫　　　　　　　　　　　　　　　　検印
　　印　刷　明和印刷株式会社　　　　　　　　　　　　　　　省略
　　　　　　株式会社　新興医学出版社

　　　〒113-0033　東京都文京区本郷6-26-8

　　　　　　　電話　03（3816）2853　振替口座　00120-8-191625

ISBN 4-88002-160-1　　　　乱丁・落丁本はおとりかえします。

- 本書の複製権・翻訳権・譲渡権・公衆送信権（送信可能化権を含む）は株式会社新興医学出版社が所有します。
- **JCLS** 〈㈱日本著作出版権管理システム委託出版物〉
  本書の無断複写は著作権法上での例外を除き禁じられています。複写される場合は，その都度事前に㈱日本著作出版権管理システム（電話 03-3817-5670，FAX 03-3815-8199）の許諾を得て下さい。